全国中医药高等院校规划教材

浙江省普通本科高校"十四五"重点立项建设教材

中医文化传承与养生保健通识系列教材

功法养生

（供中医学、中药学、中西医临床医学、中医康复学、
中医养生学、护理学等专业用）

主　编　吕立江

中国中医药出版社

·北　京·

图书在版编目（CIP）数据

功法养生 / 吕立江主编 . -- 北京 : 中国中医药
出版社 , 2025. 6. --（全国中医药高等院校规划教材）.
ISBN 978-7-5132-9422-5

Ⅰ. R214

中国国家版本馆 CIP 数据核字第 2025XW3989 号

融合教材服务说明

全国中医药高等院校规划教材为新形态融合教材，各教材配套数字教材和相关数字化教学资源（PPT 课件、视频、复习思考题答案等）仅在全国中医药行业教育云平台"医开讲"发布。

资源访问说明

到"医开讲"网站（jh.e-lesson.cn）或扫描教材内任意二维码注册登录后，输入封底"激活码"进行账号绑定后即可访问相关数字化资源（注意：激活码只可绑定一个账号，为避免不必要的损失，请您刮开序列号立即进行账号绑定激活）。

联系我们

如您在使用数字资源的过程中遇到问题，请扫描右侧二维码联系我们。

中国中医药出版社出版

北京经济技术开发区科创十三街 31 号院二区 8 号楼
邮政编码　100176
传真　010-64405721
保定市西城胶印有限公司印刷
各地新华书店经销

开本 889×1194　1/16　印张 7.5　彩插 0.5　字数 210 千字
2025 年 6 月第 1 版　2025 年 6 月第 1 次印刷
书号　ISBN 978-7-5132-9422-5

定价　39.00 元
网址　www.cptcm.com

服 务 热 线　010-64405510　　微信服务号　zgzyycbs
购书热线　010-89535836　　微商城网址　https://kdt.im/LIdUGr
维 权 打 假　010-64405753　　天猫旗舰店网址　https://zgzyycbs.tmall.com

如有印装质量问题请与本社出版部联系（010-64405510）

全国中医药高等院校规划教材
浙江省普通本科高校"十四五"重点立项建设教材
中医文化传承与养生保健通识系列教材

《功法养生》
编委会

主　编

吕立江（浙江中医药大学）

副主编

吴云川（南京中医药大学）　　　　　廖　军（福建中医药大学）

王继红（广州中医药大学）　　　　　刘俊昌（新疆医科大学）

吕智桢（浙江中医药大学）　　　　　王雪霞（河南中医药大学）

编　委（以姓氏笔画为序）

于志国（黑龙江中医药大学）　　　　于嘉祥（辽宁中医药大学）

王卫刚（陕西中医药大学）　　　　　李　洁（河北中医药大学）

李　武（湖南中医药大学）　　　　　李忠正（天津中医药大学）

杨　宇（广西中医药大学）　　　　　吴高鑫（贵州中医药大学）

郝歆宇（重庆中医药学院）　　　　　徐泉珍（浙江中医药大学）

矫俊东（长春中医药大学）　　　　　曾庆云（山东中医药大学）

谭亚芹（内蒙古医科大学）

学术秘书

徐泉珍（浙江中医药大学）

《功法养生》
融合出版数字化资源编创委员会

全国中医药高等院校规划教材
浙江省普通本科高校"十四五"重点立项建设教材
中医文化传承与养生保健通识系列教材

主 编

吕立江（浙江中医药大学）

副主编

吴云川（南京中医药大学）　　　　廖　军（福建中医药大学）

王继红（广州中医药大学）　　　　刘俊昌（新疆医科大学）

吕智桢（浙江中医药大学）　　　　王雪霞（河南中医药大学）

编 委（以姓氏笔画为序）

于志国（黑龙江中医药大学）　　　于嘉祥（辽宁中医药大学）

王卫刚（陕西中医药大学）　　　　李　洁（河北中医药大学）

李　武（湖南中医药大学）　　　　李忠正（天津中医药大学）

杨　宇（广西中医药大学）　　　　吴高鑫（贵州中医药大学）

郝歆宇（重庆中医药学院）　　　　徐泉珍（浙江中医药大学）

矫俊东（长春中医药大学）　　　　曾庆云（山东中医药大学）

谭亚芹（内蒙古医科大学）

学术秘书

徐泉珍（浙江中医药大学）

吕立江，浙江省名中医，浙江中医药大学教授，主任中医师，博士研究生导师，博士后合作导师。现任国家临床重点专科带头人，国家中医药管理局高水平中医药重点学科带头人，国家自然科学基金项目评审专家，科学技术部、浙江省科学技术项目成果评审专家，世界中医药学会联合会脊柱健康专业委员会副会长，世界中医药学会联合会中医手法专业委员会副会长，世界中医药学会联合会养生专业委员会常委，中华中医药学会养生专业委员会副主任委员，中华中医药学会推拿专业委员会副主任委员，中国民族医药学会推拿分会副会长，中国康复医学会推拿技术与康复专业委员会副主任委员，中华中医药学会科普专家，浙江省中医药学会理事，浙江省中医药学会推拿分会主任委员，浙江省中医药学会养生康复分会副主任委员。

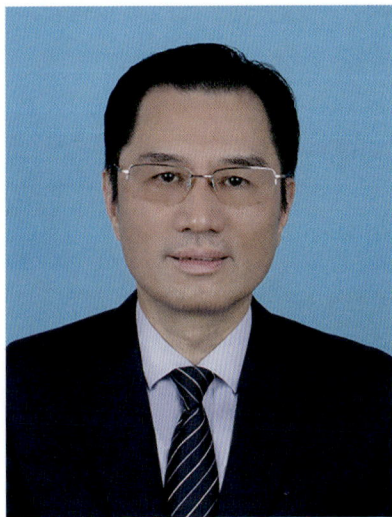

吕立江从事教学、临床与科研工作36年，获各类、各级教学成果奖多项，为浙江中医药大学首位"教学卓越奖"获得者，曾获"住院医师心中好老师""浙江省师德先进个人"等荣誉。他主持国家自然科学基金面上项目4项，浙江省"尖兵""领雁"重大攻关项目、浙江省自然科学基金项目、浙江省中医药科技计划项目等10余项，研究成果获浙江省科学技术奖及浙江省中医药科学技术奖等10余项，发明专利10余项；主编与参编全国中医药行业高等教育"十二五""十三五""十四五""十五五"规划教材、创新教材与医著50余部，代表著作有《腰椎间盘突出症》《腰椎整脊学》《中医养生保健学》《针灸推拿临床诊疗基础》《推拿功法学》《推拿治疗学》等，发表医学论文150余篇；创五步复位法与杠杆定位手法，创新脊柱平衡法与仰卧牵枕手法，擅长用中医膏方调治肾虚腰痛、腰膝酸痛、四肢无力、项背酸痛、四肢欠温等病症；曾赴日本、美国、英国、德国、澳大利亚、新西兰、印度尼西亚、泰国等国家进行访问与讲学。

《中医文化传承与养生保健通识系列教材》
编委会

总主编

黄建波（浙江中医药大学）

副总主编

梁　宜（浙江中医药大学）　　　　　　季旭明（浙江中医药大学）

编　委（以姓氏笔画为序）

吕立江（浙江中医药大学）　　　　　　孙磊涛（浙江中医药大学附属第一医院）

何富乐（浙江中医药大学）　　　　　　张俊杰（浙江中医药大学）

张翼宙（浙江中医药大学）　　　　　　陈　凌（温州市中医院）

陈　意（浙江中医药大学附属第一医院）　郑　洪（浙江中医药大学）

胡美兰（杭州市第一人民医院）　　　　胡晓阳（黑龙江中医药大学）

骆欢欢（广州中医药大学）　　　　　　夏永良（浙江中医药大学附属第一医院）

裘　涛（浙江中医药大学附属第一医院）　裘生梁（浙江中医药大学附属第一医院）

总 序

随着"健康中国"战略的深入实施，人民群众对健康生活的追求愈发迫切。中医药作为中华文明的瑰宝，承载着中国人民数千年的智慧结晶，中医文化传承及养生保健知识的普及与传播，不仅顺应时代需求，更是文化传承与发展的重要使命。浙江中医药大学牵头策划并启动了中医文化传承与养生保健通识系列教材的编写工作，旨在构建具有通识特色的中医文化传承与养生保健系列课程，以此培养医学相关专业学生多学科融合的中医药文化素养，帮助其掌握中医养生基本技能。

该系列教材为浙江省普通本科高校"十四五"重点立项建设教材，并被列为全国中医药高等院校规划教材。本系列教材构建了"1+3+5"的系统构架，以学习中医药养生文化为核心，以掌握中医药基本知识和提升养生保健能力为两翼，涵盖《走进中医药养生文化》《走进黄帝内经》《方药纵横》《问道中医之中医流派养生文化》《经络养生》《茶疗养生》《功法养生》《食物养生》《情志养生》9 种教材。

《走进中医药养生文化》作为文化引领的教材，紧扣习近平总书记在庆祝中国共产党成立 100 周年大会上提出的"两个结合"重要论述——"坚持把马克思主义基本原理同中国具体实际相结合、同中华优秀传统文化相结合"。该教材立足于中华优秀传统文化与中医药养生理论和实践，以文化自信为导向，有机融入"和合共生"生命观等课程思政内涵，彰显中医药养生文化的魅力，有助于同步实现知识传授与价值塑造。

《走进黄帝内经》《方药纵横》《问道中医之中医流派养生文化》3 种教材分别从方剂学、中医经典理论及地域中医特色等角度，为学生打下坚实的中医药理论基础。《走进黄帝内经》是对《内经》原文进行解读，并与《内经》养生理念、养生方法密切结合的创新教材，旨在展现《内经》中医学理论的临床实用性和中医典籍中的人文价值，尤其突出《内经》独树一帜的养生理论和当代价值，便于学生将书本知识落实到临床实践、生活实践中，从而实现思想提升。《方药纵横》包含中医文化、中药故事、方剂逻辑，助力学生更好地掌握方剂组方配伍精髓，学会辨方制方，同时使学习者掌握常用且有效的中成药的具体应用、道地药材的辨识与使用，以及经典方剂的配伍特色、药对特点和临床应用。《问道中医之中医流派养生文化》系统介绍中医流派的由来、构成、意义及影响，选取全国代表性的地域流派，深入挖掘中医流派的养生文化内容及特点。

《经络养生》《茶疗养生》《功法养生》《食物养生》《情志养生》5 种教材涵盖了中医特色

养生方法。《经络养生》以中医经典理论为基石,以理论结合实际为主导思想,深度挖掘经络理论、经络文化与养生实践的结合点,突出中医药类通识课程的特色内容。《茶疗养生》旨在提供一个较全面、系统的中医茶疗养生指南,介绍各类药茶的性味特点、功效作用、适用人群,以及茶疗养生的具体技巧,让学习者能够根据自己的身体状况和需求,选择合适的药茶,做到知茶、品茶、用茶。《功法养生》深入挖掘、系统整理功法理论及行之有效的功法,赋予其时代特色,满足学生学习与练习的需求。该教材内容具有功法养生理论独特、操作方法简单易行、保健方便、养生效果显著的特点,适用于各种人群。《食物养生》系统地梳理和阐述膳食养生的理念、方法和实践,力求做到理论与实践相结合,既注重对传统膳食养生文化的挖掘和整理,又结合现代营养学和医学知识,对膳食养生的理念和方法进行科学阐释。《情志养生》系统介绍了情志养生的基本理论,包括情志与五脏六腑的关系、情志致病的机理及情志养生的原则等,并结合现代心理学研究成果,探讨情绪管理、心态调整等方面的实用技巧。

本套教材的编写汇聚了多所院校众多专家学者的智慧与心血。希望本套教材能为广大师生领略中医药养生文化概貌、掌握实用的养生保健技能提供借鉴和参考,为推动中医药事业发展、促进全民健康贡献力量。

国医大师 萧科城

二〇二五年五月

编写说明

　　功法养生理论与方法是中医养生的精华，也是中华养生文化的瑰宝，不仅蕴含着丰富的养生智慧，更承载着人们对健康生活的美好追求，在快节奏的现代生活中，我们应珍视这份宝贵的遗产。功法养生历经两千多年的发展，其内涵与外延日趋完善，尤其是文化内涵与价值越来越受到人们的关注。社会经济、信息化的突飞猛进使物质生活日益丰富，但也带来了很多难以治愈的现代慢性疾病。功法养生在世界多元文化发展的今天，再次得到了世界的认可。功法养生具有养生保健、治疗慢性疾病等多元价值。将各种流派的功法更好地传承推广，充分利用其养生价值，是本教材编写的目的。在21世纪的今天，要继承和发扬功法的所有养生价值，就必须对功法养生的理论、功法养生的方法及功法养生的应用进行系统的总结与提高。本教材旨在通过全面而深入地研究功法养生理论与方法，为健康养生提供有益的帮助。

　　本教材的编写由《功法养生》教材编写委员会的专家共同完成，采取主编负责制。第一章由吕立江、于志国编写，第二章由吴云川、于嘉祥、王卫刚编写，第三章由李武编写，第四章由吕立江、李洁编写，第五章由廖军、李忠正、杨宇编写，第六章由吕立江、刘俊昌、吕智桢、徐泉珍、吴高鑫、郝歆宇、王雪霞编写，第七章由王继红、矫俊东、曾庆云、谭亚芹编写，最后由主编吕立江统审全稿。在此特别感谢浙江中医药大学领导在教材编写过程中给予的大力支持。

　　编写教材是一项繁重的工作，尽管我们做了努力，但由于时间较紧且限于编者水平，如有错误、纰漏之处，欢迎读者提出宝贵意见，以利再版时修订完善。

《功法养生》编委会

2025 年 1 月

目　录

扫一扫，查看本
教材全部配套
数字资源

第一章

功法养生概论

扫一扫，查阅本章PPT资源

学习目标

1. 知识目标：使学生掌握功法养生的基本概念，明确功法与养生的关系，建立功法养生的思维。
2. 能力目标：使学生了解功法养生的内涵，能够列举功法养生的特点，明确功法养生的基本原则。
3. 素质目标：使学生深刻把握功法在养生中的定位，以及功法养生对于社会生活的重要意义，加深对中医传统文化的理解。
4. 思政目标：使学生体会到功法养生对健康的重要性，从而树立中医传统功法养生的理念。

一、功法养生的基本概念

功法养生是中医药传统养生文化的重要组成部分，不仅是传统文化的瑰宝，还被现代医学逐步验证为绿色有效的自然疗法。功法养生注重形、气、神的协调统一，是融合身体运动、呼吸调控与心理修持的综合性健康实践活动，可通过自我锻炼激发人体自愈能力，从而实现身心和谐。

传统的功法养生"历千劫而不古"，众多功法被记载于浩如烟海的养生文献中。功法早期称为"吐纳""导引"等，《庄子·刻意》记载："吹呴呼吸，吐故纳新，熊经鸟伸，为寿而已矣。此导引之士，养形之人，彭祖寿考者之所好也。"晋代李颐将"导引"一词解释为"导气令和，引体令柔"，揭示了导引的内涵是讲究呼吸吐纳的调节，模仿动物的肢体活动，协调锻炼，以求像彭祖一样长寿。导引术的出现，绝非偶然，它顺应了人体生理结构，是人们在追求养生、治病、"长寿"的实践过程中产生的。导引养生术经过历代发展，其内容越来越丰富，包括引体、导气、按摩、叩齿、漱咽、存想等，形成了以自身肢体运动为主，以呼吸、意念调节为辅，三者合一的传统功法养生方式，是中医养生文化的重要组成部分。功法中的"功"指功夫，通过各种特定的锻炼方法，使养生技能得以提高。这种功夫主要由功底、功时、功力等要素组成。功底是一个人的养生悟性与养生素质；功时是指养生时间的累积；功力是养生的效果。功法中的"法"指养生方法与法则，掌握养生方法并注重养生用意、用气的转换，才能达到养生长寿的目的。

"养生"一词最早见于《庄子·内篇》，"养"指保养、调养、补养、护养之意，"生"指生命、生存、生长之意。功法养生是在中医理论指导下，以养生祛病为目的，以动作为主要表现形式，应用中医传统功法对生命进行养护和保养的方法和手段。功法养生贯穿人的生、长、壮、老、已全过程，是根据生命发展规律，通过引体、导气、存想等多种方法或手段，为达到保养生命、保持健康、减少疾病、延年益寿目的所进行的一种综合性的养生活动。功法养生的形式多种多样，包括放松功、站桩功、六字诀、八段锦、易筋经、脊柱功等传统养生功法。这些功法各有特色，但都遵循了"慢、圆、连、匀"的基本原则，即动作缓慢柔和、连贯圆活、呼吸自然均匀，以达到内外兼修、身心合一的效果。功法养生学是研究人体生命养护理论、方法及其临床应用的知识体系，其在中医基础理论指导下，探索人类生命及健康长寿规律，研究颐养身心、增强体质、预防疾病、延年益寿方法，并用这些理论和方法指导人类养生活动，是一门实践性很强的学科，也是中国传统文化的重要组成部分。

二、功法养生的特点

功法养生以其博大精深的理论和丰富多彩的方法闻名于世，它的形成和发展与数千年璀璨的中国传统文化密切相关，具有独特的东方色彩和民族风格。

（一）理论独特

功法养生以中医基础理论为指导思想，整体观念、辨证论治、未病先防、三因制宜等学术思想贯穿其中，以"天人相应""形神合一"为出发点，认识人体生命活动及其与自然、社会的关系。功法养生特别强调人与自然环境和社会环境的协调，讲究体内气机升降及其与生理和心理的协调一致，并用阴阳、五行、藏象、气血、经络等理论来阐述人体生老病死的规律，把精、气、神"三宝"作为养生保健的核心，提出了"法于阴阳，和于术数"的养生之道。

功法养生不仅吸收了中医传统文化的知识营养，还兼容道家"道法自然，清静无为，形神兼养，众术合修"的养生思想及道教养生法术，重视儒家伦理道德规范、心性修养及"心斋""坐忘"等具体方法，融汇释家的修持境界和"禅定""止观"等练养功夫。因此，功法养生在传统文化的交融中，形成了理论独特、内容丰富、特色鲜明的体系。

（二）和谐适度

功法养生无论是在理论上还是在方法上都强调和谐适度，不偏不倚。人体五脏六腑与四肢百骸之间、人与人之间、人与自然之间、人与社会之间的和谐是中医养生实践的主要特色。功法养生活动贯穿人类的衣、食、住、行、坐、卧之间，事事和谐适度，体内气血才能畅通，阴阳才能平衡，才能守其中正，保其冲和，健康长寿。如《素问·至真要大论》曰："谨察阴阳所在而调之，以平为期。"谨和五味、节欲保精、睡眠适度、形劳而不倦等养生方法均体现了这种思想。晋代养生家葛洪曾提出"养生以不伤为本"的观点，其"不伤"的关键在于遵循自然及生命过程的变化规律，注意调节，掌握适度原则。

（三）综合调摄

人体是一个开放的、复杂的、巨大的系统，人类生命活动的状态时刻在发生变化，功法养生活动也需结合人体健康状态的变化而变化，一方面强调从衣、食、住、行到环境调适，从生活爱好到精神调养，从静息到运动功法等进行较为全面、综合的防病养生，另一方面又十分重视针对不同情况区别对待，有的放矢，体现了中医养生保健的整体动态平衡和审因施养的思想。如根据年龄，注意分阶段养生；顺乎季节更替，顺应自然变化，根据环境养生等。就运动功法而言，强调根据生命个体的特点，分别选用动功、静功，或动静结合之法，或配合导引、按摩之法，这样不但可导气归经、补偏救弊、强身保健，还能开发潜能、延年益寿。

（四）适用广泛

功法养生保健的实践活动不仅是中老年人的事，也是年轻人的事，伴随每个人的一生。生命自孕育于母体之始，直至耄耋之年，每个年龄阶段都存在养生的需要。人在未病之时、患病之际、病愈之后，也都存在养生的必要。因此，功法养生的适用范围非常广泛，全面普及功法养生保健知识，提高人们功法养生保健的自觉性，把功法养生保健活动看作人类生命活动的一个重要组成部分，是医学研究者为之奋斗的目标。

三、功法养生的基本原则

（一）形神共养

"形"指形体，即五脏六腑、四肢百骸及存在其中的精血，《景岳全书》曰："精血即形也，形即精血也。""神"是指人的精神意识及思维活动，包括神、魂、意、志、思、虑、智等。西医学认为，所谓"形"是指形体，即肌肉、筋骨、脏腑、血脉等组织器官，是物质基础；所谓"神"是指以情志、意识、思维为特点的心理活动现象，以及生命活动的全部外在表现，具有功能作用。"形"与"神"相互依存，互相影响，是一个密不可分的整体。

形体是人体生命存在的基础，有了形体才有生命活动。"形"是"神"的物质基础，形体需要不断从自然界获取生存的物质，进行新陈代谢，维持生命活动。"养形"重在保养精血，合理膳食、劳逸适度、综合调养等方法可以有效保养形体，促进健康。故《素问·阴阳应象大论》中指出："形不足者，温之以气；精不足者，补之以味。"阳气虚损要温补阳气，阴气不足要滋养精血，方可保养形体。张介宾在《景岳全书·治形论》中言："善养生者，可不先养此形，以为神明之宅；善治病者，可不先治此形，以为兴复之基乎？""神"对"形"具有主导作用，"神"本于"形"而生，依附于"形"而存，"形"为"神"之基，"神"为"形"之主。"神"以"形"为物质基础，"形具"才能"神生"，故《荀子·天论》中指出："天职既立，天功既成，形具而神生。"人体五脏六腑之精气，因精神完固而内藏。若人躁扰妄动，精神耗散，神志消亡，则脏腑亏耗，正气不足，如《素问·痹论》中言："阴气者，静则神藏，躁则消亡。""形"与"神"的关系，一方面表现为"形"为"神"之体，"神"为"形"之用；另一方面表现为"神"对"形"的主导作用。"形"与"神"的对立统一，形成了人体生命有机统一的整体。"形"与"神"相合，互为体用，即"形恃神以立，神须形以存"，正如《灵枢·天年》中记载："血气已和，荣卫已通，五脏已成，神气舍心，魂魄毕具，乃成为人。"

功法养生把精、气、神视为人生"三宝"，强调精、气、血、津液等精微是"神"活动的物质基础，"积精"可以"全神"。陶弘景在《养性延命录》中曰："神者精也，保精则神明，神明则长生。"精的盈亏关系到"神"的盛衰。"调神"对"形健"又具有重要意义，"守神"而"全形"。"得神者生，失神者亡"，"形神合一"构成了人体完整的生命活动，强调人的形体与精神情志之间的辩证统一，只有五脏气血、精神、魂魄毕具，人体才会表现出旺盛的生命力。正如《类经》中指出："人禀天地阴阳之气以生，借血肉以成其形，一气周流于其中以成其神，形神俱备，乃为全体。"养生不仅要注意形体的保养，还要注意精神的调摄，这样才能使形体健壮，精力充沛。"形"与"神"相辅相成，相得益彰，只有"形与神具"，才能"尽终其天年"。

（二）动静结合

动，即运动，是人们以增强体质、防病抗衰为目的所进行的一系列锻炼形体的方式。静，指心神宁静，思想安静而无杂念的状态。动和静，是物质运动的两种不同表现形式。动为阳，静为阴，人体需要始终保持动静相对平衡、对立统一的和谐状态，才能保证正常的生命活动。如《周易外传》指出：“动静互涵，以为万变之宗。”动以养形，静以养神，动静相宜是中医养生保健需要遵循的基本原则之一。动以养形，运动最基本的作用为"运气动血"，适量的运动可以舒经通络、强筋健骨、滑利关节、调理阴阳、调和气血，进而调整脏腑的生理功能，促进形体的养护。如华佗指出："动摇则谷气得消，血脉流通，病不得生。"《吕氏春秋·尽数》中记载："流水不腐，户枢不蠹。"善于运动，人体气血才能循环无端地运行，生命体才能保证正常的生理活动；善于运动，筋骨才得以强健，脏腑才得以调整，生命体才可能健康长寿。如《庄子·刻意》中言："吹呴呼吸，吐故纳新，熊经鸟伸，为寿而已矣。"西汉的《导引图》、华佗的"五禽戏"等均为古人运动养生的典范，时至今日，对我们的养生保健也具有重要的指导意义。现代研究证实，适度的运动可以改变体形，平衡肌力，增强心肺功能，减缓骨骼老化，预防骨质疏松，进而起到祛病延年的作用。静以养神，静是一种心态，心神宁静，可使真气内存，气血调和，气机调畅，有助于神的潜降内守。《素问·上古天真论》中曰："恬惔虚无，真气从之；精神内守，病安从来。"不为名利所困扰的自然之静，可以保精全神。反之，若为名利所惑，以致神气过用、躁动，均容易耗伤人体正气，使人体正气在不知不觉中耗散，导致相关疾病的产生。如《素问·痹论》指出："静则神藏，躁则消亡。"淡泊名利、少私寡欲、抑目静耳，才能使形与神具，健康长寿。如《素问·上古天真论》中言："是以志闲而少欲，心安而不惧，形劳而不倦，气从以顺，各从其欲，皆得所愿……所以能年皆度百岁而动作不衰。"

动静相宜，形神皆养。动与静只是相对而言，动或静、过与不及都会影响生命体正常的生理活动。运动过度，超过机体的耐受限度，会使机体因过劳而受损。《黄帝内经》已经认识到，无论什么运动形式，过度则无益。《素问·宣明五气》曰："五劳所伤，久视伤血，久卧伤气，久坐伤肉，久立伤骨，久行伤筋。"运动过度，伤气耗血，伤筋损骨。劳累过度，精气耗竭是导致内伤虚损的主要原因。长期缺乏运动或运动量过少则不能"运气动血"，可致经络不通，气血瘀滞不行，脏腑功能低下，形体臃肿，肌肉松弛，关节僵硬，容易诱发肥胖症、高血压、糖尿病、冠心病等慢性代谢性疾病。《吕氏春秋·尽数》指出："形不动则精不流，精不流则气郁。郁处头则为肿为风，处耳则为挶为聋，处目则为䁆为盲，处鼻则为鼽为窒，处腹则为张为疛，处足则为痿为蹶。"运动的方式、运动的时间、运动量等，均需因人、因地、因时制宜，选择适合自己的才是最好的，不能一味模仿他人，否则事与愿违。没有绝对的动与静，而是静中有动，动中有静，或形动神静，动静能有机地结合在一起。只有适量运动、劳逸结合、心体互用、动静相宜，才能形神共养、形与神具，健康长寿。孙思邈曾就此提出"养性之道，常欲小劳，但莫大疲及强所不能堪耳"的养生思想。动静相宜，宋代周敦颐在《太极图说》中解释："无极而太极，太极动而生阳，动极而静，静而生阴，静极复动，一动一静，互为其根。"

（三）三因施养

三因施养是中医辨证论治思想在功法养生中的具体应用，即功法养生要有针对性，要根据实际情况，具体问题具体分析，因人、因时、因地不同而分别施养。历代中医药学家、养生家在漫长的历史进程中，积累了丰富多彩、独具特色的养生方法和手段。但不同的个体具有不同的体质类型，具有不同的生理和心理需求，对疾病的易感性也不相同，即使同一个人，自妊娠于母体之始，直至老年，其每个阶段也存在不同的特点，故需因人而异选择养生方法。根据年龄、性别、体质、职业、生活习惯等不同特点，有针对性地选择相应的养生方法，称为"因人施养"；根据四时季节、气候的不同和昼夜阴阳消长的规律，选择相应的养生方法，称为"因时施养"；根据不同区域的地势高低、气候、风俗习惯等特点，选择适宜的养生方法，称为"因地施养"。

（四）持之以恒

"恒"指持久、经常之意。功法养生是一个长期的过程。首先，我们需要改变观念，从思想上树立"经常养生"的观念，并将这种思想贯穿日常的生活和工作中。其次，我们应"综合调摄""审因施养"，根据不同个体的具体问题具体分析，选择适宜的养生方法，并将这些行之有效的方法贯穿日常生活的作、息、坐、卧、衣、食、住、行等各个方面。金元时期著名医家刘完素曾据此提出"养、治、保、延"的摄生思想。故我们在倡导功法养生理念时，应根据个体的体质、年龄、性别、职业等情况，综合考虑，选定某种功法后要专心习练，坚持一段时间，切忌见异思迁，朝秦暮楚。只有遵循各种功法的自身规律，循序渐进，坚持不懈，持之以恒，细心体会，才能取得强身健体、延年益寿的效果。

四、功法与养生的关系

功法具有身心共调、形神并养的功效，能够疏通经络、调节脏腑功能。调身、调息、调心是功法养生的三个基本要素，通过功法锻炼，可以达到"未病先防""已病防变""瘥后防复"的养生目的。功法的调神之法是通过每个功法招式吐纳间的气息以及意境中的神韵，从而达到形、神、意、气的完美融合。养生过程对功法锻炼具有促进作用，养生理念强调的是一种整体的健康管理，包括合理饮食、适度运动、良好的心态和适宜的生活习惯。这种全面的养生态度可以为功法的练习创造有利条件。通过养生，可以提高身体素质和自我调节能力，使得功法练习事半功倍。例如，保持良好的饮食习惯，可以提供足够的能量和营养，从而支持功法练习过程中对身体的深层次需求。

功法与养生相互促进的机制在于它们共同作用于人体的精、气、神三个层面。通过功法练习，可以直接作用于人体气血和经络，而养生的生活方式则为这种作用提供了基础和保障。养生中的调神、调息与形体锻炼相结合，可以更好地培养人体内在的能量，提升整体的健康水平。实际案例和研究数据表明，长期坚持功法练习的人群通常具有更好的身体素质和心理状态。例如，道家养生修行功法中的动功、静功、内丹术等，通过不同的练习方法，可以有针对性地改善身体功能和精神状态。功法的练习与养生理念紧密结合，共同促进了身体自愈能力和抗衰老能力的提升。

综上所述，功法与养生的关系是相互依存、相互促进的。功法作为养生的重要方法之一，通过特定的锻炼方法，能够改善身体的内环境、增强免疫力、调节脏腑功能、促进心理健康，从而达到养生的目的。因此，在日常生活中注重功法的练习和养生方法的运用是非常有必要的。

【思考题】

1. 简述功法养生的基本概念。
2. 功法养生有哪些特点？
3. 简述功法养生的原则。
4. 如何理解功法与养生的关系？

第二章
功法养生的起源与发展

扫一扫，查阅本章PPT资源

学习目标

1. 知识目标：使学生了解功法养生的发展历史，更好地理解功法养生核心理念和实践方法。
2. 能力目标：使学生熟悉功法养生的主要历史人物和著作，能够列举各个历史发展阶段功法养生的特点。
3. 素质目标：使学生通过了解功法养生体系的形成和发展过程，更好地认识功法养生文化的独特价值。
4. 思政目标：使学生体会到功法养生历史发展魅力，从而树立中医传统功法养生的理念，加深推广普及功法养生的信念。

功法养生是中医学的重要分支，追溯其发展历史能够帮助我们更好地理解其核心理念和实践方法。功法养生从远古时期的起源，到秦汉时期功法养生体系的确立，又历经隋唐、宋金元、明清、近现代的发展，通过研究每个历史阶段功法养生的发展状况，可以帮助我们更好地认识功法养生文化的独特价值，并将其应用于现代生活中，以促进人们的身心健康。

一、功法养生的起源

关于功法养生的起源问题，历来众说纷纭，有人认为其是由黄帝、岐伯创造，有人认为其是由道教发明。但人民群众才是历史的创造者，因此功法养生应是古人社会生活与实践的产物。

功法养生的起源是远古人类生产和生活的需要。远古时期，人类生活条件艰苦，在和大自然相适应的实践过程中，受行走、跳跃、游水、捕猎等生产与生活技能，或愉悦心情的舞蹈，或缓解病痛的自我保健按摩等启发，逐渐萌生出一些自觉的、有意识的、锻炼身心的养生保健方法。古人在长期劳动实践中观察飞禽走兽的姿势，并加以模仿，成为功法养生的发端。如《吕氏春秋》记载："民气郁阏而滞著，筋骨瑟缩不达，故作为舞以宣导之。"在古人日常起居中，当疲劳或病痛时，通过活动肢体可以消除疲劳或缓解病痛，于是就有了导引养生的方法。

功法养生来源于生活。古人发现劳作时身体会发热，呼吸会加深加快，休息时，随着呼吸的平稳，身体便觉舒爽，这就是动功和静功两种基本功法形式的起源。古人为了生存而总结出"吐纳""导引"等方法，都是古老的自我保健方法。这些方法或来源于捕猎和争斗，或来源于舞蹈。远古先人为了生存，进行狩猎活动，为了争夺地盘，进行群体之间的争斗，这些技能成为后期功法动作的雏形。远在 3000 多年前，殷商甲骨文中就有"舞"字，是一个人两手拿着牛尾巴的形象。1973 年出土于青海省大通回族土族自治县上孙家寨的新石器时代舞蹈纹彩陶盆，为马家窑文化的艺术珍品，彩陶盆上可以清晰地看到舞蹈者踏歌而舞的场景。另有一件彩陶罐，上面有一彩绘浮塑人，二目微闭，口形近圆，微向前翻，腹部隆起，双手张开放在腹部两旁，两膝微屈，双脚分开，略比肩宽，像是古人服气吐纳的一种姿势。

功法养生来源于动物仿生。远古先民在长期劳作中，通过不断模仿动物的一些动作，如"熊经鸟伸、饿虎扑食"等，逐渐演变为功法的雏形。我国功法最早是以仿生舞蹈的形式出现，随着时间的推移，经过历代人们的不断实践，这些早期的功法形式逐渐独立地用于养生和医疗保健。

二、先秦时期的功法养生

先秦时期，社会生产力的提高使得社会经济和文化快速发展，尤其是文化空前繁荣，出现了"百家争鸣"的高潮，诸子百家对导引吐纳与强身祛病多有论述，此时人们已经开始对健康长寿有了刻意的追求。这个时期主要的养生功法有"坐忘法""吐纳法"等，提倡精气神兼养、天人合一与顺应自然等养生思想，对后世养生功法产生了深远的积极影响，但此时的养生功法无论是理论还是方法均处于萌芽阶段。

先秦时期的多部典籍对养生功法的发展起到了重要作用。例如《周易》强调天人合一、动静结合，为后世功法养生理论打上了中国古代哲学的烙印。《周易》记载的八卦中，艮卦所载内容是内视法的萌芽，艮卦卦辞说："艮其背，不获其身，行其庭，不见其人。"艮，训诂为止，意为注视；艮背，即返观。艮卦之意旨在阐发用返观内照之法来防止动欲。这一思想，直接影响了后世功法中意念导引法的形成与发展。

《道德经》相传为春秋时期老子所撰，是道家哲学思想的重要来源。书中的"虚其心，实其腹""绵绵若存，用之不勤""致虚极，守静笃"及"专心致柔能婴儿乎"等思想对养生功法具有重要指导意义。

庄子继承和发展了老子的"道法自然"观，提出"静以养神，以正其形"的主张，明确地将养生功法分为"养神"与"养形"两个方面，在其所著的《庄子》中介绍了"坐忘"这一静功养生方法，对"导引、行气"亦有记载。导引是当时对动功的总称。行气是当时对静功的总称，包括服气、食气等法。据《庄子·刻意》记述："吹呴呼吸，吐故纳新，熊经鸟伸，为寿而已矣，此导引之事，养形之人，彭祖寿考者之所好也。"吹呴呼吸、吐故纳新就是养生功法中的调息，熊经鸟伸则是养生功法中的调身，行气是指调息凝神的功法。当时提出的"抱一守中""坐忘""心斋"为静功养生开创先河。

儒家功法强调静坐，孔子向颜回介绍了"心斋"之说："若一志，无听之以耳，而听之以心，无听之以心，而听之以气。听止于耳，心止于符。气也者，虚而待物者也。唯道集虚，虚者心斋也。"颜回向孔子描述自己坐忘的体会："堕肢体，黜聪明，离形去知，同于大通，此谓坐忘。"静坐时放松身体，纯净思想，忘记自己的知觉，天人合一，是静坐之高深境界。郭沫若在《静坐的功夫》短文中指出"静坐……溯源于颜回"。坐忘是静坐的开始。

《吕氏春秋》指出了动静结合功法锻炼的重要意义，指出"形不动则精不流，精不流则气郁"，提出"动以养生"的功法养生思想。

《行气玉佩铭》是 1975 年在长沙马王堆汉墓中发现的重要随葬品，据考为战国后期作品。此器为一杖首，12 面棱柱体，在这 12 面中，每面自上而下用阴文篆刻 3 字，有重文符号，共计 45 字铭文，记述了功法"行气"的要领："行气，深则蓄，蓄则伸，伸则下，下则定，定则固，固则萌，萌则长，长则退，退则天。天几春在上，地几春在下。顺则生，逆则死。"此铭文主要阐述小周天功的锻炼方法、感受和注意事项，是研究古代吐纳术的珍贵资料。该玉佩为现存最早的有关养生功法的文物。

三、秦汉时期的功法养生

秦汉时期的功法养生有了快速发展。汉代著名医家对功法养生进行了深入的总结，使功法演练形式更加具体化，理论阐述更为丰富。这个时期一些医著也对功法养生有深入且详细的阐述。此时期的功法理论和实践在功法养生发展史中起到了承前启后的作用。

张仲景在《金匮要略·脏腑经络先后病脉证》中记载："适中经络，未流传脏腑，即医治之，四肢才觉重滞，即导引、吐纳……"《金匮要略》首次提出"丹田"一词，为后来的内丹术奠定了基础。

华佗依据《吕氏春秋》中"流水不腐，户枢不蠹"的思想，结合自己的临床经验，创编了五禽戏，模仿"虎、鹿、熊、猿、鸟"的动作来活动肢体以祛病养生、延年益寿。五禽戏的创编具有划时代意义，使功法从单个术式正式演化为套路演练。

长沙马王堆三号汉墓出土的随葬品中有《导引图》《却谷食气》《养生方》《十问》等。《导引图》是一张彩色帛画，是我国现存最早的一张养生导引图谱，共44幅图，锻炼形式分为徒手和器械两类。《却谷食气》中的"食气"是指呼吸锻炼，这是以呼吸锻炼为主要练功方法的专著，也是历史上首部专论"却谷"的著作。《养生方》是我国现存最早的养生专著，书中有关于功法养生的原则与方法的论述。《十问》描述炼气的方法"息必深而久，新气易守，宿气为老，新气为寿。善治气者，使宿气夜散，新气朝最，以彻九窍，而实六腑……"强调了呼吸锻炼的作用。

另外，该时期佛教和道教的典籍中均有功法养生的阐述。如《安般守意经》中关于禅定的论述，禅定的理念与方法是使精神专注一处，通过修禅充分调动自己身心的巨大潜能，来实现祛病健身、延年益寿的目的。《周易参同契》与《太平经》两部重要的道教典籍论及养生功法的内容。《周易参同契》自唐代始为内丹派所重视，被后世视为"丹经之祖"。《太平经》养生功法阐述了精、气、神的相互转化及其效用，认为"气生精，精生神，神生明，本于阴阳之气，气转为精，精转为神，神转为明。欲寿者，当守气而合神……"此外，《太平经》还倡导"守一法"和"观五脏颜色法"等意念存想，对后世的养生功法产生了深远的影响。

四、魏晋南北朝时期的功法养生

魏晋南北朝时期，战事频繁，社会动荡，玄学盛行。尤其是西晋"八王之乱"使得社会经济发展更加缓慢，佛、道二教因此更加盛行，中医养生功法理论与实践在神秘的玄学思想影响下取得了较大的进步和发展。此时期的中医养生功法注重人体内部的积极因素，强调动静结合，并提倡不必拘于形式，要重实效。

该时期的内丹经典《黄庭经》是一部道教炼养著作，倡导存思炼养术，被内丹家奉为内丹修炼的主要经典，据传为晋代魏华存所著，全书分《外景经》与《内景经》两部。《黄庭经》首次提出了三丹田的理论——黄庭三宫，即上宫脑中、中宫心中、下宫脾中，这与后世的三丹田位置基本相合。著名书法家王羲之曾用楷书写过《黄庭经》引，并以此与山阴道士换得一群鹅，他以鹅掌划水动作为启发，创编了一套动功"鹅掌戏"。

葛洪是晋代医学家、道教理论家、炼丹家，他对中医养生功法的最大贡献在于极力倡导和遵循"形神合一"思想。葛洪所著《抱朴子》总结了战国以来道教神仙的理论，同时继承魏伯阳炼丹理论，集魏晋炼丹术之大成。书中倡导胎息法，强调"行气有数法……其大要者，胎息而已"。他还发展了《太平经》的守一法，提出了意守三丹田的理论与方法，明确了三丹田的部位，收集了较多行之有效的动功功法，并丰富了仿生功法，但其在论述养生长寿时所强调的神仙方药与鬼怪变化是不可取的。

晋代许逊著《灵剑子》，书中以四季配五脏，设计了16个姿势，形成了一套完整的简单易行的动功功法。此书在丹药养生中提出"内丹"概念，"凡服气调咽用内气，号曰内丹，心中意气，存之绵绵"，这比《周易参同契》的描述更为明白易行。"内丹"概念的形成主要由于外丹修炼的失败，不少想寻求长寿之人，因服外丹（丹药）慢性中毒而死，正是在这样一种背景下，内丹养生术在功法锻炼中被慢慢总结并开始兴起。

陶弘景为南北朝时期著名医药家和道家，其所著《养性延命录》是我国古代较早且颇具影响力的一部道教养生专著。书中辑录的"五禽戏诀"是现存文献中关于五禽戏功法最早的文字记载。书中提出锻炼功法应动静结合，以静为主，所以将以静功为主的"服气疗病篇"列在前，介绍了闭气法、吐气法、引气攻病法等，并最早记载了著名的"六字气诀"功法。书中将动功部分的"导引按摩篇"列在后，其内容更为丰富，其中躯体运动八式，从动作术式可以看出有"八段锦"发展前期的印记。

南北朝时期，由于佛教兴盛，天竺僧人菩提达摩曾来中国传授禅宗，其所创制的面壁参禅方法称为"壁观"，对禅定派功法的发展有较大影响。

五、隋唐时期的功法养生

隋唐时期的功法养生十分盛行，并广泛应用于中医内、外、伤、妇、五官科疾病的预防和治疗中，因此隋唐时期是功法养生发展的黄金期，相传唐代钟离所传的"八段锦法"是这一时期影响最广的功法。隋代巢元方所撰的《诸病源候论》使得不少已经失传的中医养生功法得以间接保存下来，并被孙思邈、王焘分别在《备急千金要方》和《外台秘要》中引用。隋唐时期的功法养生无论在理论上，还是临床应用上都取得了较大的发展，当时的佛教功法亦得到很大发展，并形成了不少宗派，隋唐时期还在太医署内设按摩科。此时期我国对外交流活跃，因此国外的按摩导引术亦传入中国，如天竺国按摩法与婆罗门导引法。其中天竺国按摩法名为按摩法，实为养生功法。

随着隋唐时期导引按摩医学教育的展开，导引按摩专业技术人员得到了广泛培训，这也反映了当时疾病防治和功法养生对导引按摩人才的迫切需求，所以官方设立了"太医署"，负责培养导引按摩的医学专业人才。太医署内按摩、导引、伤科并列，可见当时对功法的重视。

巢元方为隋朝太医令，对疾病病因、病源和证候的研究尤为精深，临床经验丰富。他在《诸病源候论》中辑录了289条"养生方导引法"，用来治疗110种疾病，其中可见不同疾病用不同功法治疗、一种疾病可用多种导引法治疗，体现了养生功法辨证应用的原则，书中功法数量之多、方法之全、实用性之强，在功法的发展史上是少见的。巢元方对隋朝以前代表性的功法进行了收集、整理，使不少功法内容得以完整或部分保存，有些功法则融入到该书创编的多种导引功法中，六字诀就是该书完整收集的代表功法。该书对后世功法创编的启示作用不可忽视，书中的徒手导引动作与现代体操十分类似。该书还提出"内视丹田""存心念五脏"等意念内视的概念，在中医养生功法发展史上起到了承前启后的作用。

孙思邈既是著名医药学家，又是造诣极高的练功家。孙氏认为保护精、气、神是实现延年益寿的前提，也是祛病延年的内在因素，所以提出功法养生之要为"耳无妄听，口无妄言，身无妄动，心无妄念"，旨在安神。《备急千金要方》除记载针灸、导引、按摩、养生之术外，还记载了以"调气""闭气"为主的静功，并对动功"天竺按摩法""老子按摩法"等做了详细说明。

隋唐时期，佛教功法得到很大发展，并形成了不少宗派。佛教天台宗创始人智𫖮所著的《童蒙止观》，被视为吐纳养生的经典著作之一。书中首先提出八触（痛、痒、冷、暖、轻、重、涩、滑）的概念，为后世阐述中医养生功法的练功效应打下了基础。

六、宋金元时期的功法养生

宋代印刷技术的创新与发展，为中医养生功法理论的保存提供了很大的技术保障。宋代在关注功法养生、发展行气按摩的同时，还创造了成套徒手功法，这个时期汇集散在的中医养生功法理论，并使各类理论得到融合，是中医养生功法理论发展的一个重要时期，称为"新学肇兴"。

金元时期，由于长期战乱，人民生活贫苦，疾病流行，为金元四大家的产生及发展奠定了社会基础。同时该时期道教和理学发展兴盛，道教的修炼方法与理学主静思想相结合，在某种程度上促进了坐功的发展，并在前人基础上丰富了中医养生功法的理论和操作方法。

六字诀功法历史久远，流传广泛，在六字的发音及与脏腑的配合上，也有不少发展和变化，其中尤以宋代邹朴庵论述最为详细。他在《太上玉轴六字气诀》中，不仅对呼吸和读音方法提出具体要求，如"念时耳不得闻呵字……念闭仰头闭口，以鼻徐徐吸天地之清气……吸时耳亦不得闻吸声"，而且还增加了叩齿、搅海、咽津等预备功。

宋代整理成套的徒手八段锦，最早出现在南宋《夷坚志》中。南宋书籍《道枢》中也记载了八段锦的口诀："仰掌上举以治三焦者也；左肝右肺如射雕焉；东西独托所以安其脾胃矣；返复而顾所以理其伤劳矣；大小朝天所以通其五脏矣；咽津补气左右挑其手；摆鳝之尾所以祛心之疾矣；左右手以攀其足所以治其腰矣。"八段锦包括四肢及全身活动，是较为科学的徒手功法，成为后世大众健身的常用功法。

外丹术在唐代失败后，内丹家应运而生。宋金元时期，内丹术进入了一个不断繁衍、创新发展的阶段。道教内丹派多以内丹的观点解《周易参同契》，汲取其中以日月运行规律描述炼丹过程的理论框架并套用其龙虎铅汞的术语，尊《周易参同契》为"丹经之祖"。张伯端著《悟真篇》，被后人尊为"南宗五祖"之一。

此时期最值得一提的是金元四大家的功法特点。寒凉派代表人物刘完素的《素问病机气宜保命集》中有"六字功法"养生的记载："吹嘘呼吸，吐故纳新……此皆修真之要道也。"他将五行学说与六字气诀相结合，完善了六字气诀功法与季节的关联性。补土派代表李杲曰："夜半收心静坐片时，此生发周身元气之大要也。"他还主张"安于淡薄，少思寡欲。省语以养气，不妄作劳以养形，虚心以维神"。攻下派的张从正主张"邪去则正安"，多用攻伐药，将导引作为汗法的一种。朱丹溪主张"相火论"和"阳有余阴不足"的滋阴理论，认为人之情欲无涯，极易引起相火妄动，导致阴精耗损，因而提出去欲念、主静养的养生观点，他以养阴保精为原则，指导人们的养生保健活动。

七、明清时期（1840 年鸦片战争前）的功法养生

明清时期是功法养生兴旺发展的时期，不仅在理论上丰富了明代以前的功法养生内容，而且在实践上也有了新的突破。这一时期，功法养生更加广泛地被医家所掌握，功法养生著作大量出版，功法养生思想广泛流传。

明代陈继儒在《养生肤语》中提出功法养生要辨别虚、实、寒、热再加以运用，如："却病一术，有行功一法。虚病宜存想收敛，固秘心志，内守之功夫以补之；实病宜按摩导引，吸努捐摄，外发之功夫以散之；凡热病，宜吐故纳新，口出鼻入以凉之；冷病宜存气闭息，用意生火以温之。"明代冷谦《修龄要旨》涉及功法、导引，其记载的歌诀被历代养生大家所传颂，歌诀中包含"叩齿""升观""运睛"等多种养生方法。《二六功课》主论按时导引按摩养生法，将一天时间分为10段，详述每一段应行的导引、吐纳或按摩的方法，并论其对功法养生之作用。

《保生心鉴》记载保生之法，重在导引，并详列二十四节气导引图像，依月令之顺序，分述每一节气之导引操作和所治病症。《万病回春》中提到以揉腹按摩为主的导引法，此法除有养生延年的作用外，还可用于治疗很多腹内疾病。《万寿仙书》重点介绍了八段锦坐功图、四时坐功却病图、诸仙导引却病图中的练功方法与主治疾病。

《尊生要旨》有"八段锦导引图说""通任督脉导引图说""升降阴阳导引图说""收功图说""随病祛治导引图说"等。《尊生导养编》中介绍有益于健身、防病、治病的自我按摩方法。《寿世青编》记载的"十二段动功"和"小周天法"，为后世养生著作所引用。《勿药元诠》以传统中医基础理论为指南，记述导引、摄养等防病健身的方法和一些常见疾病的预防。《颐养诠要》记录了吐纳、导引、胎息、睡功、神仙起居法、内养十二段锦等功法。《调气圭臬图说》论述了吐纳导引功法四十六式，配图三十二幅，所有功式皆以禽鸟之动作命名，如孔雀开屏、鹅行雁步、野鹜翻波、雕鹗盘空、苍鹰厉爪、山鸡舞镜等。《颐身集》记载了动功、静功的练法，详述了"十六段锦""八段锦""延年九转法"等功法。

明清时期的功法养生特点主要体现在功法的发展、武术的鼎盛及运动养生的普及上。明清时期，功法更广泛地为医家所掌握和应用，各种养生功法纷纷被总结推出，功法养生得到普及。养生功法的共同特点在于强调身体的自然运动，通过形体的导引运动，配合呼吸吐纳，畅通经络气血，调节脏腑功能，以达到强身健体、延年益寿的目的。主要养生功法包括易筋经、六字诀、八段锦等，这些功法不仅在中国古代有着深远的影响，而且在现代仍然被广泛流传和应用。

八、近代功法养生的发展

1840年鸦片战争以后，中国逐步沦为半殖民地半封建社会，随着西方文化的冲击和科学技术的进步，功法养生经历了前所未有的变革与发展。近代社会背景对功法养生发展的影响尤为显著，社会变迁、科学发展及文化交融，使得功法养生在理论与实践上都呈现出新的特点和发展趋势。

清末民初，中国社会经历了剧烈的变革。在这个时期，传统养生功法如八段锦等依然在民间广泛流传。同时，随着西方文化的入侵，新的养生理念和方法开始进入中国，并与传统功法养生理念相互融合，促进了功法养生的多元化发展。例如，洋务运动期间，一些开明的知识分子开始引入西方的体育理念，试图将传统功法与现代体育相结合，推动了功法养生的现代化进程。

民国时期，功法养生得到了进一步的发展，政府和社会团体也开始重视功法养生的推广，如设立国术馆、组织功法比赛等，这些都极大地推动了功法养生的普及。功法养生的形式和内容多样化，除传统的八段锦、六字诀等功法之外，还出现了许多新的养生方法，如健身操、舞蹈等。但是，随着西方医学的传入，一些医家试图将中西医加以合璧，社会上形成了中西医学汇通的思潮，阻碍了传统功法养生的发展。尽管如此，功法养生仍然形成了多个流派，每个流派都有其独特的理论和方法。其中，影响较大的有道家养生功法、佛家养生功法和医家养生功法。

近代功法养生著作很少，理论和方法亦无较大进展，其主要著作有蒋维乔的《因是子静坐法》、席裕康的《内外功图说辑要》、伍廷芳的《延寿新法》、胡宣明的《摄生论》、沈宗元的《中国养生说辑览》等。此时传统养生学处于自发且缓慢的发展阶段。

随着社会发展，报纸、杂志逐渐普及，功法养生知识得到了更广泛的传播。许多养生专家通过撰写文章、出版书籍，向公众介绍功法养生的理论和实践，推动了功法养生的普及。不同阶层的人开始接受并实践这些养生方法，不仅提高了民众的健康水平，也促进了民众对传统文化的重视和传承。功法养生与近代社会思潮的互动，也丰富了中国的文化景观。

同时，功法养生也面临着巨大的挑战，即来自西方医学的冲击。随着西方医学的传入，人们开始倾向于科学、快速的医疗方式，对传统功法养生的信任度下降。传统与现代的冲突使得功法养生的发展受到限制，促使其进行自我革新以适应社会发展。

近代功法养生的发展是多维度的，它不仅继承了古代养生术的精髓，还吸收了现代科学和西方体育的元素，形成了独特的养生体系。社会背景对功法养生发展的影响尤为显著，由于中国沦陷为半殖民地半封建社会，中国人民处于水深火热之中，中医功法养生学的发展受到了很大的阻碍，发展速度缓慢。总的来说，中医养生学在近代经历了曲折的发展过程，但仍保持了其独特的魅力和价值。

九、现代功法养生的发展

中华人民共和国成立后，中医药事业受到空前的重视，中医功法养生面临前所未有的发展机遇和挑战。功法养生向科学、规范化发展，针对功法养生的现代科学研究也在广泛开展并逐步深入。专家学者在整理古代文献、总结临床经验的基础上，对自古以来的养生理论和方法进行了系统的梳理，先后出版了多种专著和科普著作，丰富了传统养生学的内容，使其向古代与现代相结合、西医和中医相结合、内容全面的现代养生保健学方向发展。以中国古代哲学和中医理论为深厚基础的中医功法养生学，融合了日益发展的现代科学技术，愈发显示出其重要价值和无穷魅力。

随着养生功法的推广和普及，形成了比较完善的养生功法体系。如2003年，国家体育总局健身气功管理中心总结归纳八段锦、易筋经、六字诀等健身气功功法，并对功法的养生功效、机理进行了论述，还有许多学者在养生防病方面开展了大样本、高质量的随机对照研究，进一步证实了功法养生的临床价值。现代功法养生教育逐渐规范，很多高校开设了养生功法课程，医院的治未病科、老年科等科室开展了针对患者的养生功法推广教学。

【思考题】

1. 简述功法养生的起源。
2. 秦汉时期的功法养生名家有哪些？
3. 魏晋南北朝时期的功法养生成就是什么？
4. 宋金元时期的功法养生专著有哪些？
5. 明清时期的功法养生特点是什么？

第三章

功法养生的基本理论

扫一扫，查阅本章PPT资源

学习目标

1. 知识目标：使学生掌握功法养生的基本理论，明确功法养生与中医传统文化的关系，建构功法养生的中医理论思维。

2. 能力目标：使学生了解功法养生的基本理论内涵，能够理解功法养生与阴阳五行、脏腑经络，以及精、气、神之间的关系。

3. 素质目标：使学生深刻把握功法养生与中医传统文化的关系，加深对中医传统文化的理解。

4. 思政目标：使学生体会到功法养生的理论实践依据，从而更好地认识中医传统文化与功法养生的关系。

一、阴阳五行与功法养生的关系

（一）阴阳学说与功法养生

阴阳学说是以自然界运动变化的现象和规律来探讨人体的生理功能和病理变化，从而说明人体的功能活动、组织结构及其相互关系的学说。阴阳学说认为万事万物都包含着阴阳两个方面，而阴阳的对立统一活动是宇宙间一切事物产生、发展、变化和消亡的根本原因。在阴阳概念基础上建立起来的中医基本理论认为，阴阳对立统一、消长转化、相反相成的关系贯穿一切事物之中，是人体生理和病理发生、发展、变化的根源及规律。《素问·阴阳应象大论》曰："阴阳者，天地之道也，万物之纲纪，变化之父母，生杀之本始，神明之府也，治病必求于本。"《素问·宝命全形论》曰："人生有形，不离阴阳。"这些都是以阴阳学说阐明人体的组织结构及生理功能、疾病的发生发展规律，并指导临床诊断和治疗的各个方面。

功法养生的目的是寻求人体的平衡协调，尤其是调整人体阴阳，使之保持动态平衡，从而达到养生的目的。如功法中的动静结合，在阴阳学说中动为阳，静为阴，因此功法养生原则要求动和静密切结合，互为补充，练动功时要做到外动内静，练静功时则做到外静内动，也就是阳中求阴，阴中求阳，这样才符合阴阳互根互生的原理。功法养生过程中，要注意不同动作的快与慢、虚与实、刚与柔、开与合、屈与伸、进与退、力度的大与小，配合呼吸上的缓与急、深与浅，以及意念上的轻与重、有与无等，这些都是阴阳对立在功法中的具体应用。在意念的运用上也分阴阳，凡是意念向上皆属阳，可升阳气，如意守印堂和百会穴；凡是意念向下皆属阴，具有滋阴潜阳作用，如意守会阴和涌泉穴。在呼吸锻炼方面，呼气为阳，吸气为阴，阳亢体质者多呼以潜阳，阴虚体质者多吸以滋阴。在功法锻炼的动作上，向上、向外、轻快、刚性的属阳，可以提升阳气；向下、向里、和缓、柔性的属阴，可潜阳补阴。

（二）五行学说与功法养生

五行学说认为，世界上的一切事物都是由金、木、水、火、土五种基本物质之间的运动变化而生成的。同时，还以五行之间的生克关系来阐释事物之间的相互联系。中医学认为，五行的归属同样也可以反映在人体上，并且认为，五行不仅是一种分类方法，而且通过五行之间的生克制化即相生、相克、相乘、相侮，可以探索和阐释复杂系统内部各事物之间的相互联系，以及从这些基础上所体现出的统一性、完整性和自我调控机制。

功法养生中融汇了五行学说的理论，为预防疾病、延缓衰老的养生目标提供了指导。如六字诀功法中"嘘"属肝木、"呵"属心火、"呼"属脾土……六字吐纳法用于治疗疾病时，首先辨明疾病所属的脏腑和经络，再分别选用相应的吐音，如肝嘘、心呵、脾呼、肺呬、肾吹、三焦嘻等；又如治疗肝阳上亢时，意守肾经涌泉穴，取其滋肾水以平肝木之意，包含了五行生克乘侮关系。练功者还可用五行取类比象的方法，将练功的环境与五行联系在一起，并将其归属于某一行，还可把五行与脏腑、五气、五窍、五体、五志、五音、五色、方向和季节等对应起来。如方位配五行和五脏配五行，旭日东升与木之升发特性相符，故可将东方归属于木，面向东练习功法可调理肝脏功能；南方炎热，与火之炎上特性相符，故可将南方归属于火，面向南练习可清泻心火。在养生时，根据五行配属的季节着重锻炼某个吐音，如春嘘、夏呵、长夏呼、秋呬、冬吹等，正应春属木、夏属火、长夏属土、秋属金、冬属水的五行规律。五行生克对应着脏腑的动态平衡，如肝血足以济心阳，心阳足以温脾祛湿。但是脾喜燥，而肝的阴血太过又对脾阳运化不利，因此，要遵循"抑木扶土"的原则，在功法实践中要坚持练习有利于疏肝、舒心、健脾、平肝和胃的功法，以调理心、肝、脾、胃功能。正常情况下，功法锻炼以全面改善身体功能，增进健康为主。在临床应用时，功法锻炼可结合五行学说，选择适宜功法治疗疾病，并可根据五行生克关系防止疾病按顺序传变，如肝病传脾，采取培育脾土法以阻止肝病传变，可增选一些着重锻炼脾胃的动作等，以达到后天养生的功效，这就是"治未病"思想在功法锻炼中的体现。

二、脏腑经络与功法养生的关系

（一）藏象学说与功法养生

"藏"指藏在人体的内脏，"象"指表现于外的生理、病理现象，"藏象"包括各个内脏实体及其生理活动和病理变化表现于外的各种征象。藏象学说是研究人体各个脏腑的生理功能、病理变化及其相互关系的学说。中医藏象学说将人体看成一个有机整体，并将人体分为心、肝、脾、肺、肾五大功能系统，各系统各司其职，相互依存，相互联系，共同维持身体的功能平衡。

藏象学说与功法养生的关系十分密切。心、肝、脾、肺、肾是藏象学说中的核心，历代练功家都十分重视它们在修炼中的重要作用。功法养生非常重视意念的运用，练功养生家所说的"全凭心意练功夫"就说明了这一点。练静功通过调心，能使思想入静，从而进入练功状态，这一修炼过程，离不开心神的调摄作用，其练功目的，也正是通过意念的集中、思想的入静和肌体的松弛，从而调养心神、协调脏腑功能，使脏腑之间的关系相对平衡。功法中的呼吸锻炼，使天地之精气以纳，脏腑之浊气以吐，所吸之精气，不但充实了真气，还能进一步推动气血在全身的运行，使全身气血流畅，五脏六腑、四肢百骸都得到营养与活力，身体抵抗力增强，免疫力提高，从而达到养生的功效。肺主气，肾主纳气，"肺为气之主，肾为气之本"，通过有意识地"气沉丹田"，可以加强"肾主纳气"的功能；不断练习呼吸的控制和调节，可以使机体活动时呼吸更加平稳，为机体节省能量，同时降低心肺负荷。功法锻炼可以通过呼吸的开阖升降作用，意守脐中，或直接意守命门，以加强命门的作用，从而使五脏六腑更能充分发挥其应有作用。太极拳运动在"主宰于腰"的前提下，由腰部带动四肢运动，使"全身一动无有不动"，从而加强命门的作用。此外，通过功法练习使真气充足以后，不但元阴元阳可以互根互济，还可使肾水上济于心（君火），因此，对因"心肾不交"而造成的心悸、失眠、遗精等症可起到改善的作用，而心的协调脏腑功能也随之加强。李中梓在《内经知要》中说"津与肾水原是一家"，功法养生锻炼中，津液增多，是元阴充足的体现，是"治阴虚无上妙方"。在功法养生过程中放松入静，神情安宁，能使肝气舒和条达，所以在功法锻炼后，人常感到气血平和，心情舒畅。在进行腹式呼吸、意守丹田时，能使人的唾液和胃液等消化液分泌增多，并能增强横膈肌的运动幅度，改善腹内压力，使腹部温度升高，加强腹部的血液循环，对肠胃可起到很好的"按摩"作用，如六字诀、八段锦等都有调理脾胃的功能，坚持练习可使三焦气机通畅，水谷运化功能健旺，从而增加营卫气血津液的化生。坚持功法养生，可使食欲、食量显著增加，面色渐趋红润，体力随之增强，从而促进健康。

（二）经络学说与功法养生

按照《黄帝内经》所述，经络是气血在机体内循行的特殊通道，是经脉和络脉的总称。经脉有正经十二条，称"十二经脉"，分别与某一脏腑相对应；奇经有八条，称"奇经八脉"。正经之外，还有别出的延伸部分，称为"十二经别"；分布于机体表层筋肉的十二条通路，为"十二经筋"。"十二经别"与"十二经筋"同样以手足三阴三阳分类并与其同名的十二正经有一定的对应关系。由十二经脉及任脉、督脉各分出一支别络和脾之大络总称为"十五络脉"。络脉的分支叫"孙络"，它们越分越小，浮现于体表的则称之为"浮络"。人体的经络系统不是彼此孤立的，而是按照一定规律，形成气血运行于全身各部位的有机整体，通过这个网络系统，内连五脏六腑，外络四肢筋肉。

经络为气血运行的通道，气血是由元气所派生的，同时也是内气的一部分，练习养生功法后，经络是可以被人感知的。功法锻炼时，会出现末梢循环旺盛、腺体活动增强等现象。这些变化，都说明养生功法具有疏通经络的作用，有颐养天年之效。此外，许多养生功法都是在经络学说的影响下，依据功法养生原理编创的。如李时珍在《奇经八脉考》中就反复强调了奇经八脉对于功法养生和诊病的重要性。针灸学家杨继洲在《针灸大成》中指出了任督二脉与养生的密切关系，认为许多功法虽有"种种不同，岂离任督"，有些养生功法便是通过凝神入气穴，并结合返观，从而内视机体情况。由此可见，功法养生与经络关系密切。人体内的经脉之气原是相通的，但一般人体会不到，只有通过功法锻炼，充实了元气，活跃了经气，在入静状态下，才可感知这种内气循行的情况。孙思邈《千金翼方》指出："凡孔穴者，是经络所行往来处，引气远入抽病也。"说明对体表的腧穴给予适当的刺激，能够通过经脉而调整脏腑的功能活动。在练习不同的功法时，旋腰转脊、屈伸四肢等动作，会使肌肉与韧带处于不同的张力变化之中，从而对全身300多个腧穴产生牵拉、拧挤和压揉的作用；亦可意守几个穴位，使气血运行至此处，从而起到防病治病的效用。锻炼周天的功法与任督二脉关系更为密切，一般以气在任督二脉上周流循环为小周天，以气在十二经络路线上周流循环为大周天，此功法可以使经络疏通、气血和通，从而达健身延年之目的。

三、精、气、神与功法养生的关系

精、气、神是人体生命活动的三大要素，自古以来一直被称为人身之"三宝"。精、气、神三者相互为用，是保持和恢复人体健康、维持正常生理活动的重要物质，为养生长寿之根本。精、气、神被视作人体生命活动的原动力与物质基础，它们与阴阳五行、脏腑经络学说共同组成中医的理论基础，并指导功法养生实践。

功法养生通过对精、气、神的直接锻炼，以达到祛病强身、延年益寿之目的。运用功法进行养生，是通过培补体内元气而实现的，正所谓"正气存内，邪不可干""邪之所凑，其气必虚"。养生功法可以不断调动和充盈人体元气，推动和激发脏腑气血功能，扶正祛邪，达到强壮体质的目的。由于体内的神与气都是无形的，所以需赖有形的精作为物质基础，因此，古代功法养生家强调练功首先实精，精满则气壮，气壮则神旺，神旺则五脏功能健旺，五脏功能健旺才得以输布精华以滋养肌肤肢节，从而达到养生、延年、祛病的目的。总之，精属有形，气属无形，神由精、气所化生，为生命之主宰。功法修炼人体内的精、气、神，主要通过调心练意使心存正念而除杂念，意静则神不外耗，心肾相交、水火共济则精气得养，精充气足则神更旺，如此生生不已。

【思考题】

1. 简述阴阳学说与功法养生的关系。
2. 简述五行学说在养生功法练习中的应用。
3. 精、气、神在养生功法练习中有何作用？

扫一扫，查阅本章PPT资源

学习目标

1. 知识目标：使学生掌握功法养生的基本要求，明确形体、呼吸、用意等要求和注意事项，初步进行功法养生实践。

2. 能力目标：使学生了解功法养生的呼吸锻炼方法和用意方法，能够正确理解和把握形体要求。

3. 素质目标：使学生通过掌握功法养生的基本要求，进行功法养生的初步实践及体会，加深对中医传统文化和功法养生的理解。

4. 思政目标：使学生体会到功法养生的实践要求，从而更好地认识中医传统文化与功法养生的关系。

一、功法养生的形体要求

各种养生功法均有其独特的锻炼姿势，所有养生功法的前提都是要全身放松，在放松的前提下保持一定的姿势，才能达到养生的目的，故"形松"是姿势锻炼的关键。功法的姿势一般以站式与卧式为多，易筋经、八段锦等功法以强筋壮骨、练气增力为主，此类功法都采取站姿，全身摆放成一定的架势做定势锻炼，或下肢站定，躯体与上肢做特定动作锻炼。功法锻炼的重点环节在于对步势、掌（拳）势与全身姿态的正确调控。尽管功法姿势各异，但不同功法的姿势要求都一样，就是自然放松、不用蛮劲。

（一）头面自然

头面自然是对头部姿势的要求。头部保持正直，自然上顶，颈项自然松开，百会穴向上，下颌微收，落脸腮，嘴巴微闭，舌尖轻抵上颚，面部放松，面带微笑。头为至高清虚之地，脑在其中，中医学认为"脑为髓之海……髓海有余则轻劲多力，自过其度，髓海不足，则脑转耳鸣，胫酸眩冒，目无所见，懈怠安卧"（《灵枢·海论》）。又"脑为元神之府"，故头正、顶虚悬，不仅是周身中正之关键，还可诱导气机上升以养脑营神，使神主宰全身活动之功能增强，而呈现出精神抖擞的状态；若头倾失悬则精神易萎靡，身体难以达到平衡要求，所以当出现前俯后仰、左右倾斜时，应于头顶求之。

（二）两眼微睁

两眼微睁是功法养生对面部操作的基本要求，也是面部放松的关键。两眼微睁，平视前方，目光内收，做到似看非看之效果。具体做法：两眼平视前方，眼睑轻轻睁开，目光随眼睑睁开而内收，与意念相合至一处。守上丹田者，将目光内视于上；守下丹田者，将目光下视鼻尖至丹田。五脏六腑之精皆上注于目，睁目内视是精气内含的重要方法。肝开窍于目，魂由之出也，故闭目能安魂。双目是阴跷脉、阳跷脉二脉交会之所，又是卫气内外出入的必由之路，故历代练功家重视含光默默，目的是使双目神光敛于内，以养五脏六腑之精气。

（三）含胸拔背

"含胸者，胸略内涵，使气沉于丹田也。胸忌挺出，挺出则气拥胸际，上重下轻，脚跟易于浮起。拔背者，气贴于背也"（《太极拳术》）。由此可见，功法养生中含胸与拔背的重要性。含胸不同于凹胸的紧张内收，是胸部要有宽舒的感觉，是在肩锁关节放松、两肩微向前合、两胁微敛的姿势下，胸腔上下径放长，使横膈下降舒展，含胸即胸部的"蓄势"。拔背是指背部脊柱伸展挺拔，大椎穴向上领，直通百会，使脊背伸直，有利于督脉精气的运行。含胸与拔背是同时进行的，含胸的程度决定了拔背的程度，含胸过度就不是拔背而是驼背了。

（四）松腰收腹

松腰是指腰自然放松，使腰背竖直，不要硬挺，两肩轻轻下放，用意念放松腰部，使腰部呈自然弯曲状态。腰为肾之外府，肾藏元阴元阳，化生元气，注于气海，以滋养全身，又腰为支撑人体的重要支柱，故历代功法养生家特别重视之。同时松腰可使腰部灵活，力由脊发，气血流畅，积聚霸力。收腹是腹部略向内收，这样可以帮助元气内敛，加强内压，促进气的周身运动。功法养生重"实其腹"，欲"实其腹"则需要通过全身锻炼使精气充足于腹，故松腰收腹也是其中重要一环。

（五）脚底稳实

脚底稳实的最基本要求是五趾抓地，即脚掌的内、外缘及足跟都要抓地，要求脚下生根，而不是五趾蜷缩地用力抓地。五趾抓地历来对功法锻炼者的一个基本要求，练功时全身其他部位都要放松，但下肢五趾不能放松。五趾抓地，足心涵空，脚跟稳实，脚下生力，上虚下实，培根固本，如挺拔云松、地上木桩。五趾与内脏相通，大趾通肝、脾经，小趾通膀胱经，第四趾通胆经，脚底心是肾经的涌泉穴，有意识地将两腿摆正，五趾抓地，脚跟踏实，具有疏通经络、调理脏腑、增强新陈代谢的作用。

二、功法养生的呼吸要求

呼吸锻炼是养生功法锻炼中的一个重要环节。呼吸锻炼的要求是做到心平气和，在自然平和呼吸的原则下，尽力做到深、长、细、匀。深，指呼吸之气深达下丹田或脚跟；长，指一呼一吸的时间较长；细，指呼吸之气出入细微；匀，指呼吸之气出入均匀，无忽快忽慢现象。这里必须指出的是，深、长、细、匀的呼吸并不是每一个功法养生者一开始就能达到的，而是练功过程中在宁静情绪、集中意念的基础上慢慢形成的。功法养生者不要强求在短时间内即形成完整的深长呼吸，否则易使胸腹肌紧张，阻滞气机升降，出现气短胸闷、腹胀胁痛等症状。因此，呼吸要顺其自然。通过呼吸锻炼，使之由浅入深，由快至慢，功到自然成。

（一）静呼吸法

功法养生者在精神活动相对安静的状态下，有意识地把呼吸锻炼得柔和、细缓、均匀、深长的呼吸法，称为静呼吸法。常用的静呼吸法包括自然呼吸法、数息呼吸法和深长呼吸法。

1. 自然呼吸法 是呼吸锻炼的最基本方法。在自然生理呼吸的前提下，用功法锻炼的意念活动逐步将呼吸调节得比自然生理呼吸更柔和、细缓、均匀，并达到"意气相随"的境界。自然呼吸法包括自然胸式呼吸、自然腹式呼吸和自然混合呼吸三种基本形式。锻炼要求：呼吸要求与平时的自然生理呼吸一样，尤其是呼吸频率与深度，但用意上不一样，自然呼吸法要求全身放松、心神宁静地用意念逐步将呼吸锻炼至柔和、细缓、均匀的程度，做到"意气相随"。

2. 数息呼吸法 是用意念默念计数呼吸出入的次数而进行呼吸锻炼的方法。可以数呼也可以数吸，数呼是练呼，数吸是练吸，从一到十或到百，周而复始。吸气时，口齿轻闭，从鼻吸气，默数吸次数，以意将气缓缓引至丹田；气达丹田后，自然地稍作停顿，随后进行呼气，呼气时口齿微开一小缝，将气缓缓从口呼出，同时默念"呼"字，如此反复默数下去。初练者数至20~30次时，可以休息片刻，然后再将息数增加到100次。锻炼要求：只需注意呼气，不需注意吸气，即吸气时将气引至丹田，同时默数呼吸次数，呼气时将全身放松，同时默念"呼"字，呼吸停顿要自然。

3. 深长呼吸法 在功法锻炼中应用自然呼吸到一定程度，开始进行深长呼吸的一种锻炼方法。吸气时，口唇轻闭，舌抵住上腭，用意念将"气"徐徐引至下丹田，自然稍作停顿后，再将气缓缓呼出；呼气时，口唇微开一小缝，用意念将"气"自下丹田经口缓缓呼出，呼气后也自然地稍作停顿。如此反复，一呼一吸，逐步把呼吸锻炼到深长的程度。锻炼要求：吸气后与呼气后均稍作停顿，停顿需在自然的前提下进行，不可勉强憋气。

（二）腹式呼吸法

腹式呼吸法是指有意识地使小腹部随着呼吸一张一缩运动的呼吸方法。这种呼吸法可使膈肌的上下活动和腹壁的前后活动幅度增大，以协调五脏六腑的功能。常用的腹式呼吸法包括顺腹式呼吸法、逆腹式呼吸法和停闭呼吸法。

1. 顺腹式呼吸法 也称正呼吸法，指吸气时腹部逐渐隆起外凸，呼气时腹部内收凹进的呼吸方法。吸气时，舌轻抵上腭，口唇轻闭，腹部随着吸气慢慢鼓起，将气息缓缓地引至下丹田，自然地稍作停顿；随后将舌放下，口唇微开，将气缓缓呼出，同时随呼气再将鼓起的小腹慢慢缩回，呼气后也自然地稍作停顿，如此反复锻炼。锻炼要求：吸气后与呼气后应自然地稍作停顿，呼吸长短不勉强要求，更不能有意憋气；呼吸时腹部要自然地逐渐隆起与缩回。

2. 逆腹式呼吸法 也称反呼吸法，指吸气时腹部逐渐收缩内凹，呼气时腹部逐渐隆起外凸的一种呼吸方法。这种呼吸方法与顺腹式呼吸法相反。吸气时，舌轻抵上腭，口唇轻闭，将气缓缓引至下丹田，随吸气将腹部慢慢收缩内凹，吸气后自然地稍作停顿，并意守下丹田；随后将舌放下，口唇微开，再把气自下丹田沿鼻缓缓呼出，同时随呼气将缩回的腹部慢慢鼓起外凸，如此反复锻炼。锻炼要求：吸气后与呼气后的停顿必须自然，呼吸的深长程度不能勉强，更不能有意憋气，呼吸时腹部要自然缩回与隆起。

3. 停闭呼吸法 指用意念默念字句和用意念来呼吸停闭，以增强腹式呼吸深度的呼吸方法，一般分为吸呼停法和吸停呼法两种。

（1）吸呼停法：以"我快乐"为意念内容，吸气时舌抵上腭，口唇微合，默念第一个字"我"，同时用意念轻轻地将气引至下丹田，将小腹慢慢隆起；呼气时舌体放下，口唇微开，默念第二个字"快"，将气缓缓呼出，同时将鼓起的小腹慢慢缩回，呼气后稍作停顿，停顿时舌抵上腭，缩回的小腹不动，并默念最后一个字"乐"。如此按吸－呼－停－吸的次序反复锻炼。锻炼要求：呼吸停顿时要自然，吸、呼、停动作协调有序，腹部自然收缩起伏。

（2）吸停呼法：以"我快乐"为意念内容，吸气时舌抵上腭，口唇微合，默念第一个字"我"，同时用意念轻轻地将气引至下丹田，小腹随吸气慢慢鼓起；吸气后稍作停顿，舌抵上腭不动，默念中间的字"快"，小腹也随呼吸的停顿而不动；停顿后将舌体放下，口唇微开，默念最后一个字"乐"，随呼气将鼓起的小腹慢慢缩回。如此按吸－停－呼－吸的次序反复锻炼。锻炼要求：呼吸停顿要自然，吸、停、呼动作协调均匀，呼吸和停顿时腹部收缩要自然。

（三）存想呼吸法

存想呼吸法是指锻炼者在自然呼吸锻炼与腹式呼吸锻炼基础上进行的一种比较高深的意念存想呼吸法，是用意念引导呼吸，用呼吸引发内气锻炼的呼吸方法。一般有潜呼吸法、体呼吸法、胎息法等。

1. 潜呼吸法　指口鼻呼吸虽近于无，但潜在的呼吸却在继续进行中，即口鼻呼吸无声，出入绵绵，若有若无的一种呼吸状态。潜呼吸法是不疾不慢的腹式呼吸，是在腹式呼吸锻炼基础上更深入的呼吸锻炼方法。与一般深呼吸的不同之处在于，潜呼吸法是一种不用力的呼吸方法，在一呼一吸中，缓缓呼，细细吸，吐气至微，从鼻孔细细引入。操作方法：将吸入的气用意念存想缓缓地推送至下丹田，再用意念缓缓地呼气外出，从下丹田渐渐上行，从鼻呼出。呼吸一次，升降一次，这样可以增加腹腔脏器的刺激并提高内在安抚作用。这种腹式呼吸的有意起伏无须借助意念和外力，而是在高度入静中微微起伏，使呼吸进入较高的境界。

2. 体呼吸法　又称皮肤呼吸。在腹式呼吸纯熟的基础上，口鼻呼吸逐渐细微，吸气时用意念存想"气息"从皮肤由外向下丹田内集聚，意存片刻；呼气时再用意念存想"气息"自下丹田由内向皮肤外扩散和充盈，因其有在体表一入一出的体会与景象，故名体呼吸法。久之，随着呼吸的进行，犹如熏蒸沐浴，气从体表出入，"气感"均匀地向身体各部位充盈。锻炼时，要求以意引气，呼吸匀、细、缓、慢，顺其自然，不要强求。

3. 胎息法　又称脐呼吸法，指用意念想象呼吸之气从肚脐出入，不用口鼻呼吸，脐部几乎起伏不动，好像胎儿在母体胞宫中的呼吸方法。意想气自脐中吸入，自觉有气自丹田向内收敛的感觉，此时小腹随吸气微微内收，稍作停顿后，再将气徐徐呼出；呼出时，意想气自脐中呼出，自觉有气自丹田向外扩散的感觉，此时小腹随气自然向外微微鼓起，稍作停顿，接着再将气缓缓吸入。如此，吸气微微，呼气绵绵，好像不用口鼻呼吸，呼吸若有若无，若存若亡，唯有丹田起伏的感觉。锻炼要求：意守下丹田，只有在前面呼吸方法的基础上将呼吸锻炼得深、长、细、匀时才能体验此法。

三、功法养生的用意要求

功法养生的用意方法之根本乃精神放松与入静，即通过对情志的调理，使情志处于舒畅宁静的状态，从而达到身心合一，乃至忘我的境界，该境界只有坚持不懈地锻炼才能达到。功法养生的用意方法很多，如意守法、松静法、默念法、观想法、诱导法等。

（一）意守法

意守法即将意念集中在某个部位，在身心放松安静的状态下，聚精会神，即以一念代万念，达到入静的方法。初练者往往杂念较多，不易入静，此时可因势利导，采用意守下丹田法排除杂念，使思维活动趋于单一，但切忌性情急躁，死守丹田。意守有静态意守法和动态意守法。①静态意守法是使思想集中于自身某一特定穴位，如意守丹田、意守涌泉等。②动态意守法是指意念随部位移动的方法，如放松功。通过意守锻炼，能促进人体内气的聚集与运行，进而调整脏腑的功能，达到强身健体的目的。

（二）松静法

松静法是指通过意念诱导，使身心达到最大限度松静的锻炼方法。主要有先松后静法与吸静呼松法。①先松后静法是取坐式或卧式，先从头至足放松，继而意守下丹田，逐渐进入松静状态。吸气时先注意一个部位，呼气时默念"松"字，以助放松，然后再注意下一个部位，如此反复，放松后达到入静的状态。②吸静呼松法是静与松交替进行，吸气时意想"静"，呼气时意想"松"，同时使身体从表至里、从上至下、从左至右地放松，使心无杂念，仿佛身体像棉花样松软，心境如白云般轻悠。

（三）默念法

默念法是用意念默念字或词句，但不发出声音，从而诱导意念集中，排除杂念，达到入静的方法。默念字句如"我松静""我静坐身体好"等，字数不宜过多。亦可根据病情需要而灵活选用默念字句，如失眠患者可默念"松""静"，高血压患者可默念"血压下降""我放松"等。默念法是静功常用的锻炼方法之一。锻炼时，呼吸要均匀细长，用意要轻。

（四）观想法

观想法即集中心念观想某一美好的对象，从而去除杂念，达到入静的锻炼方法。选择观想的事物要有利于功法锻炼入静，且大多是功法锻炼者所熟悉的事物或情景。如易筋经"出爪亮翅"中出掌时，观想将窗推开之景象；又如"三盘落地"，上托时观想如托千斤重物，下按时观想如在水上按浮球。

（五）诱导法

诱导法指借助音乐诱导或肢体动作诱导，使意念集中，帮助入静的方法。如音乐诱导，选择幽静动听的音乐，或节奏单调的音乐，借此诱导意念集中，达到入静的目的；自我诱导，选择在空气清新、温度宜人、幽静安适的环境中锻炼，想象全身放松后，心身随之虚静；肢体动作诱导，进行易筋经功法"横胆降魔杵"锻炼时，通过两手横担开合，诱导丹田开合，使气入丹田。

四、功法养生注意事项

（一）选择养生环境

功法养生应选择安静的场地或环境，练功时需在温暖避风的条件下进行。因为功法养生的目的在于培育真气，所以必须依靠阳气的温煦。功法养生者全神贯注，若受寒风侵袭，势必影响功法养生者的入静状态。养生时，需要吐故纳新，因此空气要清新，如果空气浑浊或大雾天，以浊换浊，势必损害人体，这就失去了功法养生的本意。不宜选择在天气突变，诸如狂风暴雨、电闪雷鸣、寒冷潮湿、烈日当头等恶劣环境下练功。

（二）选择养生时间

功法养生时间最好安排在早、晚，且要定时。养生者不宜在情绪波动较大的情况下练习功法，也不宜选择在空腹或过饱时锻炼，更不宜强忍溲便进行功法锻炼，以免影响形体和意念的放松。对女性来说，不宜选择在疲劳、经期或孕期等特殊情况下勉强进行功法养生锻炼。

（三）选择养生工具

功法养生者要选择宽松的衣服，鞋以软底布鞋、球鞋或练功鞋为宜。准备好练习功法的坐垫及需要的养生工具等。

（四）注意养生后休整

功法练习结束后，应适当活动身体，以调和气血，并适量饮温热茶水与营养性饮料。人以胃气为本，脾胃为后天之本，历代医学家、功法养生家都十分注意胃气的保养，如朱丹溪《格致余论·养老论》曰："好酒腻肉，湿面细汁，烧炙煨炒，辛辣甜滑，皆在所忌。"即使"肠胃坚厚，福气深壮者"，也不能纵口以图一时之快。所以，节制饮食为练功后保养的重要方面，切忌纵口暴饮。

功法练习后要注意休整，功法养生固然可以保持气血的通畅，但仍要注意劳逸适度。功法养生本身也是一种运动，所以应根据个人的体质强弱而养生，不宜过度劳累，否则易耗伤正气。

【思考题】

1. 功法养生的形体要求有哪些？
2. 功法养生的呼吸要求有哪些？
3. 功法养生的意念要求有哪些？

第五章

功法养生的人体生物学效应

扫一扫，查阅本章PPT资源

学习目标

1. 知识目标：使学生了解功法养生的人体生物学效应，明确功法养生的科学性。

2. 能力目标：使学生熟悉功法养生对人体呼吸、循环、消化、运动、神经、免疫、代谢与内分泌等各个系统产生的影响，能够理解功法养生的生物学效应机制。

3. 素质目标：使学生了解功法养生的生物学效应，从现代科学技术研究层面理解功法养生的实践意义。

4. 思政目标：使学生体会到功法养生的科学实践依据，明白功法养生的效应机制及实践意义，树立功法养生的信心。

一、呼吸系统效应

功法养生强调"调身""调息""调心"，其中"调息"对肺功能的改善起着重要的作用，如功法养生中的呼吸方法"腹式呼吸法"，通过膈肌下降的呼吸方式来增加潮气量，减少残气量，使肺功能和免疫功能得到增强与改善。

（一）对肺功能的影响

研究表明，站桩功可增强肺功能、运动能力和横膈肌力量，练习过程中，在意识的导引下将站桩和气息相结合，做深、长、细、匀、缓的腹式呼吸，腹式呼吸是以膈肌运动为主的呼吸运动，用这种方式呼吸，有助于增加肺通气量，改善肺功能，且站桩时，由于全身肌肉的参与，肌肉组织氧化能力大大加强，需氧量也就大大增加，更加刺激了机体的呼吸，从而增强呼吸系统活性。另外站桩功"调心、调身、调息"的特点在康复训练中还可增强稳定型心绞痛患者的心肺功能，且安全性好。研究显示，保健功中的"织布式"配合呼吸做前俯后仰的锻炼，可加强呼吸系统的调节功能，吐故纳新，促进新陈代谢，对呼吸系统疾病的恢复有积极作用。研究表明，易筋经注重呼吸的吐纳、心神的意守、身体的放松，要求呼吸做到深、长、匀、细，其动作连贯、缓慢、轻柔，呼吸深浅交替，使肺通气量逐渐增加，长期训练，随着膈肌、腹肌等肌群力量的增强，肺活量也会随之增强，同时心肌力量也增强，可以降低静息心率，增加心肌储备，提高肌体的最大摄氧量，肺通气功能及小气道功能也得以改善。其他研究表明，脊柱功的锻炼可以改善脊柱状态，刺激脊柱附近肺俞穴等穴位，从而达到强身健体、增强肺功能的目的。另有研究表明，练习传统功法八段锦能提高小学生的肺活量，增强其身体功能，如八段锦中"两手托天理三焦"

"左右开弓似射雕""调理脾胃须单举"三式，通过大量上肢运动，可以疏通手少阳三焦经，通调水道，促进痰液等排泄；锻炼时采用深长呼吸，能够有效锻炼呼吸肌，提高肺通气功能；同时锻炼时身心放松，有利于改善呼吸困难症状。有研究人员从客观化、可视化角度论证了"左右开弓似射雕"对心、肺功能与手太阴肺经经穴温度有提升作用，以此证实了其对肺经生理功能的特异性作用。研究显示，长期规律性练习六字诀能改善大学生心、肺、骨骼肌功能，提高有氧运动能力，证明六字诀是一种安全、有效的健身方法。

（二）提高肺的免疫功能

功法锻炼可以提高肺的免疫功能。研究发现，六字诀训练和常规治疗护理均有助于慢性阻塞性肺病（COPD）患者血和痰中炎症因子白细胞介素 – 8、白细胞介素 – 10、肿瘤坏死因子 α（TNF-α）表达水平的下降，说明六字诀锻炼有助于扶助 COPD 患者体内正气，增强体质，提高机体免疫力。深呼吸训练，通过腹式呼吸或逆腹式呼吸增加潮气量，促进气道纤毛摆动和黏液排出，减少病原体滞留，增加肺泡氧分压，促进巨噬细胞的代谢活性。六字诀通过特定发音振动气道，辅助清除气道内分泌物，增强巨噬细胞吞噬和杀菌能力。缓慢深长的呼吸可刺激肺泡Ⅱ型上皮细胞，增加肺表面活性蛋白（SP-A、SP-D）的分泌，增强机体对病原体的调理作用。功法中的肢体运动和呼吸配合可增强心肺功能，提高肺毛细血管血流速度，加速免疫细胞（如中性粒细胞、淋巴细胞）向感染部位聚集。研究表明，八段锦、易筋经、五禽戏等功法通过"调息、调身、调心"三调合一，改善肺通气功能，激活肺泡巨噬细胞，增强呼吸道抗病毒能力，长期练习可提高呼吸道分泌型 IgA 水平，减少感冒频率。动物实验表明，气功训练可提升肺部 Toll 样受体 4 表达，增强机体对细菌的识别能力。

研究发现，参加易筋经锻炼的健康老年人体内血清免疫球蛋白 G（IgG）及血清补体 3（C3）、血清补体 4（C4）含量均有增加，提示传统功法易筋经不仅能够使机体生成补体的能力增加，而且能够提高 B 淋巴细胞的免疫功能，这表明易筋经可以有效提高人体的免疫能力，增强免疫系统功能，对免疫系统有较好的调节作用。另有研究发现，易筋经、八段锦、步行锻炼均可显著提升 $CD3^+T$ 细胞、$CD4^+T$ 细胞、$CD8^+T$ 细胞、自然杀伤（NK）细胞等机体免疫指标，其中八段锦对 $CD3^+T$ 细胞、$CD8^+T$ 细胞改善效果良好，易筋经锻炼后可以增加外周血 NK 细胞活性，升高血清中免疫球蛋白 A（IgA）、IgG、免疫球蛋白 M（IgM）含量，说明传统保健功法锻炼能够改善机体免疫力。

二、循环系统效应

功法养生对循环系统有多方面的影响，包括心脏功能、冠脉循环、血管弹性、肺循环及脑循环等，积极进行功法养生锻炼能够防治心血管疾病，充分降低心血管疾病的危险因素。

（一）对心脏功能及冠脉循环的影响

多项研究显示，功法锻炼能够明显改善心脏功能。采用六字诀对老年稳定期冠状动脉粥样硬化性心脏病（简称冠心病）患者进行干预，可明显改善患者心功能等级，促进肺功能恢复，提高患者有氧运动能力，调节心率变异性，其中"呵"字诀能提高缺血性脑卒中患者心排血指数，减缓患者静息心率。易筋经等功法锻炼能使心率显著下降，心输出量（CO）增加，同时还可以使心脏舒张期延长，心脏的功能储备增加。哈佛台阶试验的体能指数（PFI）明显上升，揭示功法锻炼对心血管功能具有改善作用。

功法锻炼对老年人的心血管功能也有着明显的改善作用。研究人员观察发现，八段锦锻炼可以使老年人每搏输出量、心输出量、射血分数升高，心肌氧耗量（MVO2）、左心室质量指数（LVWI）等显著下降，进一步证明了功法锻炼对提高心脏的泵血功能、增强心肌收缩力、改善心脏功能的积极影响。临床研究证实，八段锦等中医传统功法可通过多途径、多靶点发挥对心血管的保护作用，从而防治心肌纤维化，抑制心肌变性，改善心肌功能。

（二）对血管的影响

功法锻炼可以改善血管系统中的血流动力学、动脉血压及微循环。研究发现，练习八段锦一年后，老年人血管弹性和血管顺应性等指标均显著提高；收缩压、总周阻和主动脉排空系数等指标显著下降，说明练习八段锦能有效地改善血管的弹性，降低外周血管阻力，改善外周循环，从而增加血容量，改善血液的浓度和血流速度。功法锻炼对老年人常见的高血压亦有显著的改善作用。研究表明，三线放松功可以显著降低原发性高血压患者的诊室舒张压、自测收缩压和血压晨峰。临床试验表明，受试者进行坐式八段锦锻炼后，收缩压、舒张压显著下降。除此之外，五禽戏、易筋经等功法锻炼也能显著改善血压异常及血管弹性。

功法锻炼同样对微循环有改善作用。研究发现，练习八段锦功法后，右手劳宫穴处皮肤温度明显升高，说明练习功法后机体处于放松状态，能使交感神经兴奋性降低、血管平滑肌松弛、血管扩张、肢端血流量增加、血液回流得到改善。通过观察练习站桩功的大学生的甲皱微循环发现，站桩锻炼配合呼吸可以调节自主神经系统平衡，还可以使血流速度增快，输入枝、输出枝管径减小，袢顶管径变窄，从而改善肢体血液循环。

（三）对肺循环和脑循环的影响

功法锻炼可以改善肺循环。研究表明，练习八段锦可以有效改善老年人肺动脉楔压（PAWP）、肺血管阻力（PVR）、右心房压（RAP）等指标，有效缓解心脏前负荷，从而改善肺循环。

功法锻炼还可以改善脑循环。研究人员观察发现，中老年人练习易筋经等功法能改善脑血管壁的弹性，降低脑血流阻力与脑血管紧张度，提高脑部供血量，同时还能有效提高肺通气能力，使氧气被机体的毛细血管及肌肉充分利用。八段锦突出对肩颈部的锻炼，有利于改善颈部的解剖结构和供血量，缓解椎动脉的压迫和痉挛，此外，中老年人练习八段锦还有助于降低血脂、控制体重、提高机体抗氧化能力、改善脑部的供血和供氧量等，这对于保健养生有着重要的指导意义。

（四）对血流变及血液成分的影响

功法锻炼可通过肌肉收缩，改善血液的运输分配，提高心脏功能，改善血流变及血液成分比例。研究表明，练习六字诀可以改善血液流变状态，降低全血黏度、血浆黏度和红细胞压积；易筋经、八段锦等功法锻炼可以降低中老年人血脂中总胆固醇（TC）、甘油三酯（TAG）和低密度脂蛋白胆固醇（LDL-C）含量，提高高密度脂蛋白胆固醇（HDL-C）的含量，调节和改善血脂代谢，减少高脂血症的发病率，进而降低动脉硬化和心脑血管病的发病率。通过研究发现，五禽戏锻炼可以有效降低血浆可溶性细胞间黏附分子－1和可溶性血管细胞黏附分子－1、P选择素、纤维蛋白原水平，从而使血浆黏度下降，改善血液的流变性，通过减少炎症细胞的浸润及内皮细胞的活化实现对血管的保护，从而阻止动脉粥样硬化的发生和发展。

不仅如此，功法锻炼还能提升体内自由基代谢水平，从而达到抗衰老，以及预防心脑血管疾病、肿瘤等疾病的作用。研究发现，八段锦锻炼后，血浆儿茶酚胺水平下降，同时前列腺素 E 的水平上升，使得血压、心率随着锻炼而降低。另一项研究发现，八段锦锻炼可以降低全血黏度、全血还原黏度、纤维蛋白浓度，从而改善血液高黏、高凝状态，同时红细胞聚集指数和阳性指数也明显降低。血生化检测发现，易筋经锻炼可以提高机体超氧化物歧化酶（SOD）活性，降低丙二醛（MDA）水平，从而延缓衰老进程。这些研究结果表明，功法锻炼是养生的绝佳选择。

三、消化系统效应

功法养生训练可以促进多种消化液分泌，调节胃肠蠕动，改善胃肠道功能，增强体质，防治多种胃肠疾病。

（一）对消化液的影响

消化道是由多个相互协调的部分组成的复杂系统，每个部分都配备了专门的消化腺，包括唾液腺、胃腺、肠腺和胰腺等。这些腺体分泌消化液，如唾液、胃液、胆汁和肠液等，这些消化液不仅能促进食物的消化和吸收，还可以保护消化道黏膜。现代研究已经证实，特定的功法锻炼，如八段锦和六字诀，能够促进消化液的分泌，从而增强消化系统的功能。在古代养生学中，功法锻炼被高度重视，古代养生家认为练习功法能够增强唾液腺的功能，使唾液分泌增多，唾液被赋予"金津玉液"和"甘露"的美称。现代科学研究进一步揭示，运动能够显著改变唾液中的多种生物标志物，包括增加唾液流量、促进蛋白质分泌、调节免疫球蛋白水平，以及影响激素分泌，这些变化对维持口腔健康和增强人体免疫力至关重要。

此外，功法锻炼期间会使胃液分泌增加。如易筋经要求习练者使用腹式呼吸，且此功法腰部动作较多，因此可以促进胃肠的蠕动与消化液的分泌，对消化系统疾病有很好的预防和治疗作用。又如八段锦中的"两手托天理三焦"，配合舌顶上腭进行习练，不仅能发挥改善上肢关节功能、缓解炎症、改善神经卡压症状、稳定椎间关节、改善循环、强化肌肉力量、促进骨组织重建、辅助通气、促进消化等多种作用，长期练习还能促进唾液的分泌，从而达到健脾和改善消化的目的，练习本式功法有助于增强体质、调节心理健康、缓解疾病、延缓衰老过程。对于消化性溃疡的腹痛症状，坚持放松功锻炼有很好的缓解疼痛的效果。以上这些综合效益强调了传统功法在促进消化和提高身体素质方面的潜在价值，为现代人提供了一种全面的健康管理方式。

（二）对胃肠运动的影响

练习功法，尤其是八段锦和六字诀，通过其深层的调节作用，可显著提升胃肠动力。在练习这些功法时，有意识的呼吸模式不仅增强了腹肌和膈肌的协调性，还模拟了一种温和的内部按摩方式，这种内部按摩方式不仅加强了胃肠的自然蠕动，提高了消化效率，还有助于调整胃肠道的整体功能，从而缓解腹痛、腹胀等常见的消化道不适症状。科学研究已经证实，八段锦等传统功法作为一种低强度的有氧运动，对于治疗和预防脾胃系统疾病具有显著的益处。特别是八段锦中的"调理脾胃须单举"动作，通过肌肉的伸展和对内脏的牵拉，不仅促进了胃肠活力，还增强了消化能力。长期坚持练习八段锦，不仅能够改善血脂和血糖水平，降低血压，还有助于提升睡眠质量，尤其在提升脾胃健康水平方面表现出了显著的效果。站桩功和易筋经通过特有的姿势、呼吸、意念导引，可以调整肠胃的蠕动，有健脾和胃、增强食欲的功效。这些研究成果表明，通过功法练习，不仅可以直接改善消化系统的功能，还能够通过提高身体的自我调节能力，对人的整体健康产生积极的影响。因此，八段锦等传统功法的练习不仅是一种身体锻炼，更是一种全面的健康管理方式，有助于提升习练者的生活质量和健康水平。

（三）对肠道菌群的影响

练习功法，如八段锦、易筋经等传统功法，已被科学研究证实能够有效调节肠道菌群。传统功法通过促进气血流通和增强脏腑功能，从而对肠道菌群的多样性和稳定性产生积极影响。研究指出，定期进行功法锻炼的人群，尤其是参与传统功法练习的人群，往往拥有更丰富的肠道菌群，这对于维护健康的肠道微生态环境有重要作用。老年人定期练习八段锦和易筋经已被证实可以显著提升肠道菌群的多样性和稳定性，进而促进肠道健康。现代研究认为，站桩功通过特有的姿势、呼吸、意念导引，既可以调整胃肠道功能，又可以刺激消化腺分泌胃液、胆汁等消化液。

此外，腹部自我按摩功法，通过刺激腹部穴位和促进腹部血液循环，有助于调节肠道菌群，改善肠道健康。这种按摩手法能够促进肠道菌群的平衡，减少炎症，对于预防和治疗肠易激综合征等消化系统疾病具有积极作用。因此，传统功法不仅能够提升身体的整体健康水平，还能够通过改善肠道菌群的组成和功能，对消化系统的健康产生深远影响。

四、运动系统效应

功法养生对运动系统有着多方面的积极影响，其对肌肉、骨骼、关节的作用是确实可靠的。现代人缺乏锻炼，而长期坚持适度、适量、循序渐进的功法锻炼，既能提高肌肉对骨骼的调控能力，又可促进神经对肌肉的调节作用，进而提高机体协调控制能力与运动平衡能力。

（一）增强肌肉力量

在增强肌肉力量方面，练习功法可以锻炼到不同部位的肌肉群，从而提高肌肉的力量、耐力和柔韧性。有研究表明，六字诀的呼吸训练能有效调动胸肌、肋间肌和横膈膜，增强呼吸肌力量，降低气道阻力，提高肺泡通气量和潮气量，进而提高气体交换速度，有助改善通气/血流比值及氧合指数，长期锻炼能提高锻炼者的呼吸效率和呼吸肌耐力。八段锦则通过"弓步""马步"等站桩类招式，改善膝周各核心肌群力量。另有研究表明，在站桩功的"三圆式站桩"中，"膝微曲、臀后坐"的姿势，能放松大腿后侧肌群，同时锻炼大腿前侧和小腿肌肉，促进腿部血液循环，通过适当的增加负荷还能增强腿部肌力。易筋经动作中包括肌肉的等张收缩和等长收缩，锻炼过程中重心的变换有利于提高主动肌和拮抗肌的协调收缩能力，改善膝关节肌肉的激活水平，降低腘绳肌共激活阈值，进而提高膝关节的稳定性。此外，放松功通过调整呼吸和保持身体静止状态，来提升自身觉知能力，进而放松、调节全身肌肉，改善疲劳。

（二）改善骨骼健康、提升身体协调能力

在改善骨骼健康方面，功法锻炼能促进骨骼发育，增强骨骼的抗负荷能力，改善骨密度和骨代谢水平。有研究发现，八段锦、易筋经等养生功法可以提高骨质疏松症患者腰椎、股骨和颈椎的密度值，提高血清中钙、磷、降钙素等生化指标的含量，刺激骨生长因子的分泌，防止骨丢失。通过练习八段锦能够改善患者骨代谢指标，其生物力学作用可调节骨的生长发育，促进骨内局部血液循环，提高骨细胞活性，降低骨转换。因此，长期坚持功法锻炼，可以有效地预防骨质疏松等骨骼疾病的发生。此外，站桩功、易筋经等功法锻炼强调维持身体的正确姿势，正确的身体姿势可以保持脊柱的正常生理曲度，有助于减轻脊柱等部位的压力，从而预防脊柱疾病和骨折

等骨骼疾病。

在提升身体协调能力方面，养生功法通过对重心变化的调节，可以锻炼身体在前后和左右方向上的控制能力，进而增强机体整体的平衡功能。如站桩功可有效提高人体平衡能力，站桩时人体重心不断产生微小摆动，大脑通过视觉、前庭觉和本体感觉感受器及时察觉人体各部位所处位置，从而调整平衡，并加强中枢神经对身体的控制。中医传统养生功法将人体的脏腑经络、气血津液、皮肉筋骨视作一个有机整体，当通过肢体活动使脏腑气血协调有序时，脾胃的受纳运化功能便会旺盛，进而肌肉壮实有力；肝血充盈，能使筋得到滋养，因而运动更加灵活有力；肾精充足，骨有所养，则骨骼变得坚强有力。因此，功法锻炼能够保持运动系统灵活而稳定、平衡而有力的特性。

（三）提升关节功能

研究表明，养生功法运动期间，人体脊柱及四肢关节周围的骨骼肌可持续性保持适度的肌张力。持续性的骨骼及关节锻炼，能够有效促进关节滑液的分泌，从而减少关节间的摩擦，增加关节的灵活性，亦可对全身的脊柱和关节起到积极的生理调节作用，有助于改善整体运动功能和健康状态。另有研究表明，长期练习站桩功可提高肌肉力量、改善关节灵活性、增强身体协调性，也能有效加强髋股关节周围肌肉力量，调节髋股关节周围肌肉的协调性，增强髋股关节稳定性。亦有研究表明，练习八段锦能够有效增强骨性膝关节炎患者的股四头肌力量，扩大关节活动范围，显著缓解关节僵硬和疼痛，通过下肢力量训练和拔骨伸筋练习，有助于提高膝关节的稳定性和灵活性，进一步改善患者的关节功能。易筋经通过对筋骨的锻炼来强化锻炼者的腰部肌群，增加腰椎活动度，提高关节周围软组织功能和肌肉、韧带、肌腱的伸展性，改善锻炼者脊柱柔韧性，缓解疼痛，提高关节稳定性。脊柱功是为了防治脊柱疾病而在古代功法基础上总结而成的一套锻炼脊柱功能的功法，其功法特点是根据脊柱的解剖特点和生理功能，立足于中医的整体观念，来松弛肌肉，拉伸脊柱，调整脊柱曲度，滑利关节。

五、神经系统效应

神经系统对人的活动起着重要的调节作用，它控制和协调着人体的各种生理活动，以确保机体内部环境的稳定，并对外部环境的变化做出适当的反应。功法养生是中医养生的重要组成部分，功法锻炼有助于运动感觉系统与神经系统之间建立联系。同时养生功法也可以通过对神经递质、自主神经及大脑高级功能等的调节来改善机体的功能状况。

（一）对神经递质的影响

神经递质是在神经元之间或神经元与效应器细胞之间传递信息的化学物质。研究发现，功法能够对多种神经递质产生影响，可以降低血中 5 – 羟色胺（5 – HT）含量，增加血中去甲肾上腺素（NE）和多巴胺（DA）的含量，促使乙酰胆碱酯酶释放，加速乙酰胆碱的分解和失活等，其中 NE 可以调节睡眠与觉醒、情绪、躯体运动及心血管活动，DA 对调节肌肉紧张、躯体运动、情绪与精神活动、内分泌均有作用。有研究结果显示，功法对心血管系统、消化系统、呼吸系统疾病均有治疗作用。此外，功法还具有调节人体内环境的功能，这可能与功法能够调整神经递质水平有关。

（二）对自主神经的调节

功法具有显著的调节自主神经功能的作用，尤其对维持交感神经与副交感神经系统的平衡有积极影响，这种调节机制能调节内脏功能，以确保心率、血压及消化和代谢功能等正常。研究表明，功法能够增强感觉神经传导功能，进而影响中枢神经系统，从而调节交感神经和副交感神经活动。功法可降低交感神经的兴奋性，缓解焦虑、紧张等情绪，同时可增强副交感神经的活性，从而使身体进入放松和休息状态。如六字诀练习时讲究"纳气有一，吐气有六"，从而使气运周身，经络顺达，血脉通畅，有助于调节心理和神经系统、内分泌系统功能，抵消或减弱各种压力所致的交感神经紧张，从而起到放松身心、保健康复的作用。这种全身性、整体性的调节机制，能很好地调理神经性高血压、失眠、消化不良等因自主神经功能紊乱引起的疾病。

（三）对感觉和运动神经的调节

功法锻炼通过调节感觉和运动神经系统，可显著提升机体的自我调节与康复能力。多种功法均可通过对呼吸、姿势与动作的调控，增强身体对姿势、平衡及运动的感知能力，从而改善神经传导功能，促进肌肉协调性和肌力的恢复，从而有效预防和改善神经损伤、肌肉劳损及慢性疾病。

放松功主要通过全身放松来降低肌肉紧张度，以提高神经末梢传导效率，从而提升机体的协调性与平衡感。站桩功以静态姿势强化核心肌群力量，特别是脊柱周围肌肉力量，提升脊柱稳定性和神经传导功能，从而减少运动损伤。六字诀则通过特定发声和呼吸，放松神经系统，调节人体内在能量，促进血液循环，改善身体协调性。八段锦能增强锻炼者的平衡感、协调性及关节周围肌肉力量，从而有效缓解关节疼痛，预防跌倒。易筋经通过全身伸展和躯干旋转，激活深层肌肉，促进脊柱稳定，缓解腰椎紧张。脊柱功则专注于调节脊柱，通过增强脊柱周围肌肉力量，以改善神经传导效率，并促进脊柱及周围神经系统功能的恢复。研究表明，长期规律练习养生功法，不仅能提升身体平衡性、灵活性和协调能力，还能显著改善局部血液循环和神经传导效率，增强机体自我修复与调节能力，对老年人及慢性病患者具有显著的保健价值。

功法对人体感觉和运动神经系统具有显著的调节作用。功法不仅能够提高机体对姿势、平衡和运动的感知能力，还能通过对感觉神经的调节，有效改善老年人和慢性疾病患者的平衡性和灵活性，从而预防跌倒和运动损伤。有学者研究发现，长期规律地进行八段锦锻炼，可以缓解膝关节疼痛、改善膝关节功能，其作用机制可能是功法锻炼提高了膝关节静态平衡和协调能力，进而增加了关节周围肌群的力量。通过练习易筋经并配合呼吸调节，可以促使肌肉主动收缩，从而降低腰椎躯干肌张力，同时易筋经中的躯干旋转动作，能够进一步刺激脊柱周围肌肉以稳定脊柱。功法锻炼不仅能调节感觉和运动神经的功能，还能改善神经肌肉系统的协调性，增强机体自我调节与康复能力，具有显著的养生保健价值。

（四）对大脑高级功能的调节

养生功法对大脑高级功能的调节作用显著，能够通过多种机制改善认知、调控情绪、管理压力。多种功法都可以通过调节呼吸、姿势和身体动作，从而促进神经递质的平衡，激活中枢神经系统，增强大脑功能。当前研究表明，养生功法不仅能通过调节神经递质平衡和增强大脑皮质功能，显著提升认知、稳定情绪、提高应对压力的能力，还具有重要的临床应用价值，对于神经系统健康的维护和认知功能的提高有积极作用。

研究表明，放松功通过深呼吸和全身放松，降低交感神经兴奋性，增强副交感神经活性，从而缓解焦虑、抑郁等情绪，同时提高注意力和认知灵活性。站桩功的静态姿势训练强化了大脑对姿势和重心的控制能力，增强了中枢神经系统的专注力和记忆力。六字诀通过发声与呼吸调控，促进多巴胺和5-羟色胺的分泌平衡，从而显著改善情绪，提升认知和情绪管理能力。八段锦和保健功以协调的动作和呼吸来改善大脑供氧，以提升大脑灵活性，提高认知功能，减轻精神压力。易筋经通过全身舒展拉伸运动，平衡神经递质，有效缓解情绪波动，提升专注力与思维能力。

功法锻炼不仅能够直接提高大脑高级功能，发挥积极的养生作用，还能通过激活中枢神经系统，进而调节大脑的高级功能，如认知、情绪调控及压力管理等能力。功法通过拉伸和舒展躯体，能够有效影响神经递质的分泌，调节多巴胺、5-羟色胺等神经递质的平衡，改善情绪状态，缓解焦虑、抑郁等负面情绪，同时功法还能通过调节自主神经系统，促进副交感神经的活跃，增强大脑皮质的兴奋性和灵活性，从而提高认知功能和记忆力。功法不仅是一种调理身体的养生手段，还通过其独特的作用机制，促进大脑高级功能的健康发展，具有重要的临床应用前景。

六、免疫系统效应

免疫功能衰退是人类衰老的主要因素，随着人口老龄化趋势加剧，老年人免疫功能的衰退问题引起了广泛关注。近年来研究表明，养生功法能够提高练习者的免疫功能，长期坚持练习养生功法对身心的健康发展具有重要意义。

（一）对体液免疫的影响

免疫球蛋白是评估机体免疫功能的关键指标。在研究功法练习者的免疫功能时，有必要对其体内的免疫球蛋白水平进行测定。多项研究表明，功法练习对人体体液免疫的影响主要集中在血清免疫球蛋白（Ig）含量的表达。研究发现，采用六字诀养生功法结合刮痧疗法治疗慢性阻塞性肺疾病稳定期患者 3 个月后，患者的 IgG、IgA 水平均有提高且变化幅度大于对照组。还有研究发现，练习五禽戏后，健身组老年人的免疫球蛋白水平明显高于对照组，其中 IgG、IgM、IgA 水平均有提高，IgM 提高更为显著。另有研究表明，中老年人练习易筋经 2 年后，血清 IgG 较空白对照组含量增高明显，IgM、IgA 含量无明显变化。

（二）对细胞免疫的影响

T 淋巴细胞能够影响整个免疫系统的功能状态，且淋巴细胞转化率的高低，可以反映机体的细胞免疫水平。T 淋巴细胞表面标志物中的 $CD4^+$ 与 $CD8^+$ 可以形成 T 细胞网络并相互影响，从而维持机体的相对免疫平衡状态。$CD4^+/CD8^+$ 比值代表了整体的免疫平衡，比值降低可能导致机体免疫功能失调、抵抗力下降、机体易感性的一时性增加。研究表明，中老年人练习五禽戏对免疫系统 T 淋巴细胞亚群有明显影响，$CD4^+$、$CD8^+$ 表达均显著提高，$CD4^+/CD8^+$ 比值显著提高，$CD3^+$ 表达则无明显变化。亦有研究表明，练习八段锦、易筋经 2 年，可以提高 $CD3^+$、$CD4^+$、$CD8^+$ 表达水平，改善免疫功能，起到养生保健的作用。还有研究将 156 名无运动习惯的老年人随机分为不运动组和易筋经组 2 组，易筋经组进行 24 周锻炼后，免疫学指标 $CD4^+$、$CD8^+$、NK 细胞百分比，以及 $CD4^+/CD8^+$ 比值均显著升高。另有研究发现，六字诀呼吸功在有效改善支气管哮喘患者呼吸功能的基础上，还能有效降低患者血清中白细胞介素-4（IL-4）、白细胞介素-13（IL-13）及白细胞介素-17（IL-17）水平，提升 IgG、IgA、IgM 水平，这提示六字诀呼吸功可以有效改善人体免疫功能。

辅助性 T 细胞（Th 细胞）分为 Th0、Th1 和 Th2 等亚群。初始 $CD4^+$ 首先分化为 Th0 细胞，在白细胞介素-12（IL-12）或 IL-4 作用下继续分化为 Th1 或 Th2 细胞。$CD4^+$、$CD8^+$ 分别代表 Th 细胞、Tc 细胞，$CD4^+$ 具有辅助和诱导作用，$CD8^+$ 具有杀伤和抑制作用，$CD4^+/CD8^+$ 的比值可以评价免疫系统状况。有研究表明，运动可改变 $CD4^+/CD8^+$ 的比值，中、小强度的运动训练可以使 CD4$^+$/CD8$^+$ 比值升高，表示免疫功能得到提高，而长期大强度力竭性运动会使 CD4$^+$/CD8$^+$ 比值下降，免疫功能受到抑制。此外，Th1 细胞可分泌 γ 干扰素（IFN-γ）等细胞因子参与细胞免疫应答，Th2 细胞则主要分泌 IL-4 等细胞因子，可增强体液免疫应答。Th1 和 Th2 细胞既为一对重要的调节细胞，又可互为抑制细胞，它们之间的相互作用可直接影响机体的免疫功能，且与疾病状态密切相关。有研究表明，保健功练习后受试者血清中 CD4$^+$ 水平显著提高，促进 T 细胞亚群向 Th1 细胞分化，提示机体的细胞免疫功能得到提高。

NK 细胞是机体对抗肿瘤及某些病原体感染，以及进行免疫监视的重要成分，是机体抗肿瘤及慢性感染的第一道防线，其活性与肿瘤的发生、发展和预后有密切关系。研究表明，功法锻炼可以显著提高中老年人 NK 细胞活性，易筋经锻炼可以使大学生外周血 NK 细胞活性显著增加，从而提高大学生的免疫功能。

总之，大量研究已证实，功法养生能对机体免疫系统产生积极的影响，但其对免疫系统的调节机制仍需进一步探索，有学者认为其是通过神经 – 内分泌 – 免疫系统实现的。功法练习将意识放在第一位，可解除精神紧张状态，调节情绪，良好的情绪状态使大脑及下丘脑等神经系统释放激素、神经肽和神经递质等，从而调控内分泌、神经分泌和自分泌等，进而影响免疫细胞，从而增强免疫功能。

七、代谢与内分泌系统效应

内分泌系统是由体内的内分泌腺和遍布全身的内分泌细胞组成的信息传递系统，它与神经系统共同调节机体各系统的功能，维持机体内环境的相对稳定。内分泌系统分泌的激素，依靠血液运输或在组织液中扩散，作用于靶细胞（或靶器官、靶组织），从而发挥调节作用。功法练习可以通过大脑皮质 – 下丘脑 – 垂体 – 内分泌轴对内分泌系统进行调节，从而改善机体的功能状态。放松功可以改善人体微循环，提高人体免疫功能，促进胃肠道的消化，还能够调节激素水平，并通过调整激素的第二信使环腺苷酸（cAMP）和环鸟苷酸（cGMP）产生生物效应，积极影响体内细胞的代谢。此外，功法练习还可调节下丘脑、垂体、甲状腺、肾上腺和性腺等内分泌腺，从而影响人体的代谢功能。

功法锻炼可以调节松果体的激素和前列腺素。失眠症的发病机制可能与 γ – 氨基丁酸（GA-BA）能神经元功能低下、下丘脑 – 垂体 – 肾上腺轴（HPA 轴）功能亢进、褪黑素分泌水平下降，以及 5 – 羟色胺等特殊神经递质分泌失调所导致的中枢神经系统功能紊乱有关。通过对八段锦治疗大学生失眠症的研究发现，失眠患者褪黑素浓度低于正常人，功法练习能够提高褪黑素浓度，从而改善睡眠质量。褪黑素是松果体分泌的一种神经内分泌激素，在调节动物和人的生物节律、睡眠、觉醒节律方面起着尤为重要的作用，因此，八段锦治疗失眠症可能是通过影响褪黑素的分泌而产生作用的。抑郁症在当代年轻人中的发病率呈现逐渐增高趋势，放松功对轻、中度抑郁症的改善有明确的疗效，可以为轻、中度抑郁症患者提供更广泛的治疗选择，特别是对西药治疗不耐受患者具有一定的优势。原发性痛经在我国女性中发病率较高，并且是女大学生的常见病，西医学认为其发病的根本机制是前列腺素含量的改变。有学者通过研究静功意念调息法对人体生化 – 内分泌指标的影响发现，阴虚和阳虚患者的 NE、DA、5-HT、促卵泡激素（FSH）、黄体生成素（LH）、睾酮（T）、甲状腺激素水平存在一定的特征性偏移，进行功法练习后，患者偏移的生化 – 内分泌指标向其平衡点移位，提示功法通过特定信息的介导，影响大脑皮质 – 下丘脑 – 垂体 – 靶腺的活动，从而调节人体的生化 – 内分泌指标，调控人体生命活动，促进病理、生理指标的复原。此外，站桩功已在骨关节疾病、神经系统疾病、代谢性疾病等多种疾病的康复治疗中显示出良好效果。

　　功法养生可以提高骨密度，改善骨代谢。运动刺激是维持骨形成与骨吸收之间动态平衡的因素之一。当运动负荷增加，骨的应变也会增加，从而导致骨量增加，骨的结构也随之产生变化。功法锻炼和快走是当今老年人经常采用的运动方式，其因练习方便、强度适宜而深受老年人喜爱。研究表明，功法锻炼有助于改善骨的微循环，增加骨皮质血流量，促使血钙更有效地输送至骨内，同时推动破骨细胞向骨细胞转变，进而促进骨的形成。功法锻炼还可以促进某些与骨代谢相关的激素（如钙调节激素、生长激素和性激素）或激素样物质的分泌，从而改善骨代谢，促进骨的重建，使骨质得以维持或改善。骨密度与骨骼受到的负荷在一定程度上呈正相关关系，肌力较强的部位骨密度较高，运动锻炼可以增大肌肉体积，提高肌肉力量。

　　功法锻炼还能调节血糖代谢。多项研究表明，易筋经和八段锦等功法锻炼能够降低血糖、胰岛素抵抗及糖化血红蛋白水平，提高胰岛素敏感指数，其作用机制可能是运动加强了人体内脂质过氧化物的降解、转运和排出，同时使肌肉组织代谢率增加，糖需求量增多，从而降低血糖。研究表明站桩功、八段锦等功法能降低 2 型糖尿病患者糖化血红蛋白和空腹血糖水平。功法锻炼增强了胰岛素与肌细胞膜上受体的结合能力，改善了肌细胞对胰岛素的抵抗，提高了人体对胰岛素的敏感性。同时，功法锻炼过程增强了肌肉和脂肪等组织对葡萄糖的利用，促进葡萄糖进入细胞内，从而使血糖降低。合适有效的运动疗法通过改善糖脂代谢，从而减少心血管危险因素，同时对微血管病变产生积极影响，进而防止或延缓眼底视网膜病变、神经病变、肾脏病变等疾病的发生，减轻患者的痛苦，改善患者的生活质量。

　　功法锻炼可以有效改善微循环，同时，长时间的缓慢运动还可消耗大量能量，起到减肥、降脂的作用。高血压患者常出现不同程度的血液循环障碍，功法锻炼可以有效辅助血压降低。六字诀可以提高患者的心肺功能，尤其是对患者呼吸功能的锻炼有很高的价值。此外，从机体协调的角度来看，功法锻炼还能调整人体的神经网络功能，提高机体活动能力和生活质量，是治疗高血压的有益补充。因此，功法锻炼作为治疗高血压的一种重要的非药物治疗方法，患者可以根据运动的特点选择全身性的、有节奏的、容易放松的、适合自己的运动形式来辅助增强机体的自我调节能力。

　　功法锻炼可以促进血液循环，降低血脂。通过锻炼易筋经，能够有效改善老年人的血脂异常，抑制体内脂质过氧化反应，使自由基抗氧化酶保持在较高水平。通过练习保健功，有助于心血管系统功能的提高、血液成分的改善、血压下降，进而有效预防心血管系统疾病的发生，对延缓老年女性衰老也具有积极意义。研究表明，练习易筋经及保健功，可以促进血液循环，增强心肌的收缩能力，改善心脏的后负荷，增加每搏输出量，其作用机制可能是通过改善心脏前负荷，增强心肌舒张功能和顺应性实现的。

　　总而言之，养生功法能够有效促进血液循环、调节内分泌平衡、改善新陈代谢。通过长期的功法练习，可以增强体内各个系统的自我修复能力，提升人体免疫力，促进代谢废物的排出，维持人体内环境的平衡，进而提升整体健康水平，对预防慢性病、改善亚健康状态具有显著作用。

【思考题】

1. 简述功法养生与呼吸系统的关系。
2. 如何理解功法养生与心血管疾病的关系？
3. 简述运动系统功法养生的基本原则。
4. 简述功法养生如何调节神经系统。
5. 如何理解功法养生和人体代谢的关系？

扫一扫，查阅本章PPT资源

学习目标

1. 知识目标：使学生掌握常用的功法养生术，明确各个功法养生术的基本方法、要求和相应的养生作用。

2. 能力目标：使学生掌握常用功法养生术的基本要求和养生方法。

3. 素质目标：使学生学习及实践常用的功法养生术，加深对功法养生实践意义的理解。

4. 思政目标：使学生直观体会并学习实践常用的功法养生术，树立使用功法养生术以促进身体健康的理念。

第一节　放松功

　　放松功是通过自身的主动调节，逐渐使身体、呼吸、心理放松下来，达到三调合一境界的一组功法，也是练好其他功法的基础功法。放松功是一种静功，它通过形与神合，以意念导引全身各部位或穴位，把身体调整到自然、轻松、舒适的状态，解除身心紧张，消除身体和大脑的疲劳，恢复体力和精力，同时能使意念逐渐集中，排除杂念，安定心神，疏通经络，协调脏腑，有助于增强体质，防治疾病。放松功包括松通法、三线放松法、分段放松法、局部放松法、整体放松法、拍打放松法。

一、放松功养生方法

（一）放松姿势选择

1. 站式　两腿分开，自然站立，以舒适为度，两脚平行分开，与肩同宽，脚尖稍内扣；上身正直，含胸拔背，头颈部正直；目视远方，口微闭；两臂自然下垂，松肩垂肘，双手自然放于体侧（图6-1），或双手相叠合抱于丹田（图6-2）。

2. 平坐式　臀部坐在凳子或椅子的外1/3处，凳子或椅子的高度与小腿长度相当，两脚平行分开约与肩同宽，不要八字形，膝关节弯曲90°，大腿与地面平行，与上身呈90°；腰要直，头要正，下颌微收，舒胸拔背，颈部松直；两眼轻闭，口自然闭合，上下牙齿若即若离；两臂自然下垂，松肩垂肘，双手自然放于大腿上（图6-3），或平放在小腹部，两肘自然弯曲，两腋分开（图6-4）。

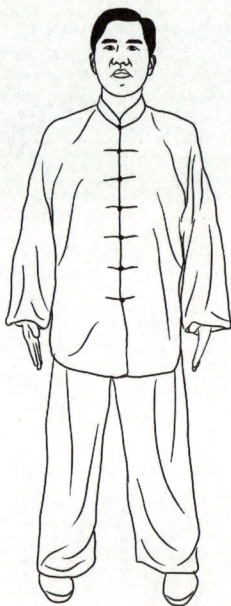

图6-1 自然站式

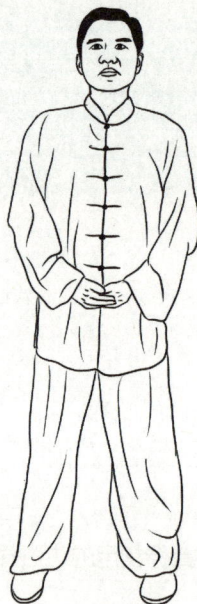

图6-2 抱丹站式

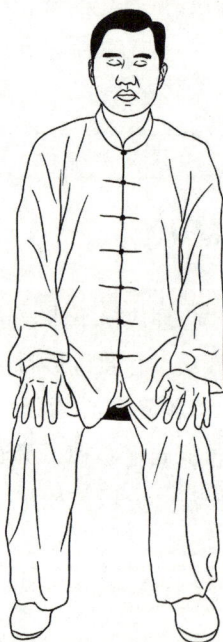

图6-3 自然平坐式

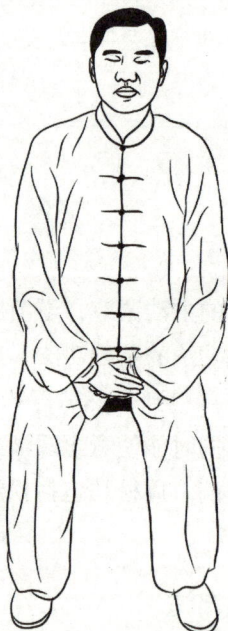

图6-4 抱丹平坐式

3. 靠坐式 靠椅、靠墙或坐在床上，背部垫起约45°，头放正，颈部松直，口眼轻闭，四肢自然伸展，两腿可根据个人习惯自然分开或并拢，脚尖自然朝向外侧，两臂自然放于体侧，双手掌心向内，或双手重叠放于丹田处。年老体弱者适合采用这一姿势。

4. 卧式 躺在床上也有两种姿势，仰卧式与侧卧式。仰卧式，平躺在床上，面朝上，头正直，口眼轻闭，两手合抱于腹部，双下肢自然伸展，两腿可根据个人习惯自然分开或并拢，脚尖自然向上。（图6-5）

侧卧式，侧卧于床，头略向胸部收，双目轻合，两腿叠放，膝部自然弯曲，上方腿的弯曲度数较大，上方的手心向下，放于髋部，下方手臂屈肘，手心向上，放于耳下；左侧卧、右侧卧皆可，但人体心脏在左边，左侧卧位时心脏在下面，容易受压，所以一般以右侧卧为多。（图6-6）

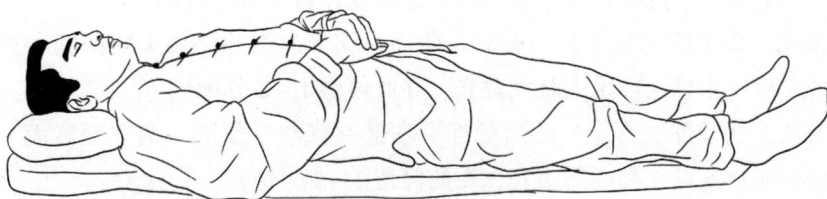

图6-5　仰卧式

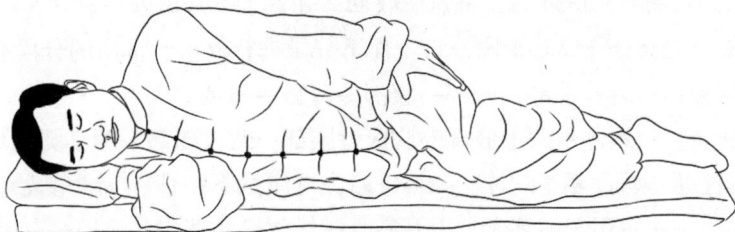

图6-6　侧卧式

（二）放松方法选择

1. 松通法　松通法（又称松通养心法）是有意识将身体从上到下进行放松，要求目内视、意内想、耳内听，同时默念"松"，并且意想放松部位如水波、电波一样一圈圈扩大，从而体会"松"感的方法。松通法练功的姿势较为多样，站、坐、卧皆可。松通法共有3个步骤：第一步顺序放松，第二步意守丹田，第三步玉液还丹。练习时，每个部位可反复操作3~5遍，完整练习一遍松通法大约需要10分钟。

（1）顺序放松：采用自然呼吸或腹式呼吸。意想每个部位按照"头→颈→肩→上臂→肘关节→前臂→腕关节→手→胸背→腰腹→髋关节→大腿→膝关节→小腿→踝关节→脚"的路线，连续"松"3~5遍。

（2）意守丹田：双手轻轻按于腹部，男子左手在内，女子右手在内。先意守肚脐，然后意守脐下3寸"下丹田"，继而意守两肾间的命门穴。

（3）玉液还丹：静立片刻，待口中津液增多后，将津液分3次吞咽，并用意念引至"下丹田"，名为"玉液还丹"。咽津3次后，两手相搓如火，做干洗面、梳头动作，然后缓慢转动颈部、松肩、活动腰，随后随意散步，即可收功。

以上步骤操作时，需要目内视、意内想、耳内收。每想到一处时，默念"松"字，并且借助意想"松"的动力，想象该处像发面一样"松开""变大"。能感受到"松""变大"是练习本功法的关键，如有松弛感、轻松感、通畅感等体验，说明起到了"松"的效应。该法通过"松"而达到"通"的目的，"松"是"通"的关键，而"通"是治愈疾病的关键环节，能使浊气下降，清气上升，气血畅通，身体轻捷。此外，玉液吞咽有助于健胃、消食，可以治疗消化不良等病症。

2. 三线放松法　三线放松法是将身体分成两侧、前面、后面三条线，各线均有9个放松部位，1个静养止息点，练功时自上而下依次放松。此法比较适合初练功法意念难以集中者，是放松功的基本方法之一。初练功者采用仰卧式或坐式锻炼，容易放松；熟练者可采用站式锻炼。

（1）第一条线：头顶部（百会）→头部两侧→颈部两侧→两肩→两上臂→两肘关节→两前

臂→两腕关节→两手部（止息点：手中指中冲穴，在此停留1~2分钟）。

（2）第二条线：头顶部（百会）→面部→颈部→胸部→腹部→两大腿前面→两膝关节→两小腿前面→两足尖部（止息点：足大趾大敦穴，在此停留1~2分钟）。

（3）第三条线：头顶部（百会）→后脑部→项部→背部→腰部→两大腿后面→两腘窝→两小腿后面→两足跟（止息点：脚心涌泉穴，在此停留3~5分钟）。

呼吸、意念和默念"松"字要协调配合，并要细细体会"松"的感觉。如体会不到"松"感，可先深吸一口气再慢慢吐气，以体验"松"的感觉，这样可加速松弛反应的到来。

收功：做完三条线的放松锻炼后，将意念收回，并置于下丹田处，意守5~10分钟后结束。

3. 分段放松法　把全身分成若干段，自上而下分段进行放松，常用的分段有2种。

（1）头部（百会）→肩臂手部→胸部→腹部→两腿→两足。

（2）头部（百会）→颈部→两上肢部→胸腹背腰部→两大腿部→两小腿及足部。

练习此法时，注意一段，默念"松"2~3遍，再注意下一段，周而复始，放松2~3个循环，止息点在脐中。本法适用于初练者，以及感觉三线放松法部位多、记忆有困难者。

4. 局部放松法　在三线放松法的基础上，单独针对身体的某一病变部位或某一紧张点，默念"松"20~30次。本法适用于三线放松法掌握得比较好，并且有病变部位或紧张点需要进行放松者，如青光眼患者的眼部、肝病患者的肝区等。

5. 整体放松法　整体放松法是将整个身体作为一个部位，默想放松。整体放松法有3种。

（1）以喷淋流水般从头到足笼统地向下放松。

（2）整个身体以脐为中心，笼统地向外放松，并默念"松"。

（3）依据三线放松法的三条线，逐条线流水般地向下放松，不停顿。

本法适用于三线放松法、分段放松法掌握得比较熟练，能较好地调整身体、安定情绪者，或肝阳上亢、阴虚火旺等上实下虚的患者。

6. 拍打放松法　本法适用于初学功法或练习其他放松法不见效者。采用拍打的方式，由外动促使内动，调节放松身体，容易见到效果。如果将拍打放松法与按摩穴位的方式结合起来，效果会更好。拍打放松法指从头到脚依次分段有节律地拍打放松，同时口中默念"松"字导引。拍打路线：头部→颈部→两肩→两肘关节→两手背→两手指头→胸腹→背腰→两髋两大腿→两膝→两足背→两足趾。（图6-7）

二、放松功呼吸与意念要求

放松功练习一般从自然呼吸开始，逐步过渡到腹式呼吸。呼吸与默念相结合，吸气时静静地注意松的部位，呼气时默念"松"字，同时意想放松的部位如海绵一样柔软。习练松通法、三线放松法、分段放松法、局部放松法和整体放松法等偏于静功的功法时，在呼气的同时默念"松"字，吐气应均匀缓慢，不要急促。发音时要放松身心，重在放松的意念和感觉，而不在发出的声音上。开始发音时，为集中意念，发音相对清楚，随着放松程度的加深，意识

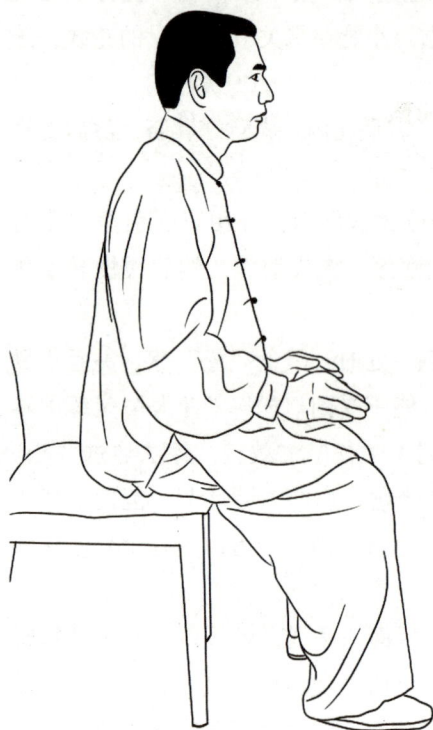

图6-7　拍打放松法

活动逐渐减少，声音会越来越轻，甚至有些模糊的感觉，最后听不到任何声音，这时平日粗重、散乱的呼吸已逐步调整到了深透、缓慢、细长、均匀的呼吸状态，内心也会进入平静、无我的状态。练习拍打放松法时同样注重呼气，操作要点是，在呼气时叩击身体，吸气时不要叩击身体。

在练习三线放松法时，先用意念注意一个部位，然后默念"松"字，再注意下一个部位，再默念"松"字，依次放松身体两侧、前面、后面三条线。每放松完一条线，将意念轻轻停留在止息点上，最后停留在下丹田处。分段放松法的意念是，先注意一段，默念"松"字2~3次，然后再注意下一段，依次周而复始，放松2~3个循环。局部放松法的意念是在三线放松法完成后，再把意念放在身体某一病变部位或紧张部位进行放松，默念"松"字20~30次。整体放松法的意念是把整个身体作为一个部位，用意想法进行默念放松。拍打放松法的意念是一边拍打，一边默念"松"字。

三、放松功养生作用

放松功是通过有意识的放松，把身心调整到自然、轻松、舒适的状态，从而解除紧张，消除身体和大脑的疲劳，恢复体力和精力，同时能使意念逐渐集中，排除杂念，安定心神，疏通经络，协调脏腑，有助于增强体质，防治疾病。其中三线放松法沿人体经络走行，第一条线沿着手少阳三焦经走行，三焦经主一身之气，百病从气生，三焦经的症状多与情志有关，肝胆郁结的"火气"也常由三焦经泻出；第二条线沿足阳明胃经走行，足阳明胃经循行到额前部，而额叶可以管理情志，沿着足阳明胃经的方向放松能够调节脾胃功能、舒缓情绪；第三条线沿着足太阳膀胱经走行，五脏六腑的背俞穴位于膀胱经第一侧线上，沿着足太阳膀胱经的方向放松能调节五脏六腑的功能。因此，练习放松功能疏经理络、交通阴阳，最终实现祛邪治病的目的，使机体恢复阴平阳秘的和谐状态。

现代研究证明，练习放松功可以有效降低习练者的收缩压、舒张压、心率、去甲肾上腺素与肾上腺素水平，进而降低交感神经兴奋性，使应激反应降低。放松训练可使去甲肾上腺素的释放减少，使更多的谷氨酸转化为γ-氨基丁酸，这些是调节焦虑的主要神经递质。放松训练可降低皮质醇分泌水平，促使机体对压力更好地做出反应，这可能是放松功调节焦虑、抑郁情绪的机理之一。

研究表明，放松功通过激活额叶的神经活动，增加脑血流灌注，从而使训练者摆脱恶劣情绪，解除心理压力，使脑电各导联的α指数增高，β指数下降，使左右脑区、前后脑区的脑电相干函数和脑电综合指标得到改善，此外，放松功通过激活下丘脑的活动进而调控自主神经系统的功能，使交感神经和副交感神经的活动维持在一个良好的平衡状态，使人体各系统、各器官的功能更加协调、有序，从而改善身心健康。

经常练习放松功能增强体质，预防疾病。对体弱多病者来说，练习放松功是一种理想的康复手段。此外，放松功对消除疲劳、恢复体力有较好的效果，对消除紧张、促进睡眠也有很大帮助。通过改善情绪和改善睡眠二者之间的相互促进，可以形成良性循环，使练习者的心理状态得到调整。

第二节　站桩功

站桩功因站立不动犹如树桩而得名，"桩"有树木深根在地、固定不动之意。站桩功为传统以站立式为主的锻炼功法，通过站桩功的锻炼，使全身或局部呈持续的静力性状态。站桩功要求身正体松、精神内守，使意识回归体内，初始阶段可察觉到周身的各种感觉与变化，后期逐渐达到恬淡虚无的状态。

如今站桩功已经形成了众多的流派，按站桩姿势划分为自然式站桩、三圆式站桩、下按式站桩、伏虎式站桩、休息式站桩等。

一、站桩功养生方法

站桩姿势选择

1. 自然式站桩 身体自然直立，呼吸调匀，精神放松；然后左脚向左横跨一步，两脚平行，与肩等宽；膝关节微屈，松胯收腹；两手垂于体侧，掌心向内，掌面距身体约15cm，肘关节微屈；保持头正身直，虚灵顶劲，含胸拔背，沉肩虚腋，直腰蓄腹，两目微闭或凝视正前方较远处的某一目标；两唇轻合，舌抵上腭，下颏内收，面带微笑。（图6-8）

2. 三圆式站桩 虚灵顶劲，含胸拔背，沉肩垂肘，松腰收腹，两膝微屈，两脚与肩同宽，脚尖内扣，尽量向内形成一个圆形；两臂抬起，肘略低于肩，做环抱树干状，形成一个圆形；两手十指自然张开，两手心相对，如抱球状，呈圆形（图6-9）。

三圆式站桩分抱球式和环抱式两种，主要是根据手臂的弯曲程度而分，手臂屈曲较小，称抱球式，手臂屈曲较大，称环抱式。抱球式动作，上肢呈半圆形，两手呈抱球状，掌心相对，手指相对，高度与胸相平。环抱式动作，两手似抱树，掌心朝内，距离胸前约60cm。目光平视或看向前下方。站立姿势可按本人情况，取高、中、低位来练习。

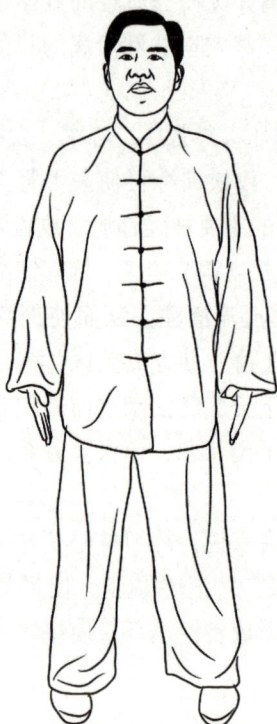

图6-8 自然式站桩　　　　　　　　图6-9 三圆式站桩

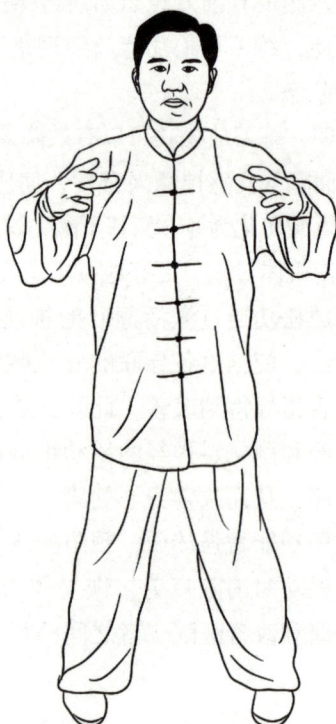

3. 下按式站桩 两脚自然分开，与肩同宽，两臂自然下垂于体侧，手腕背伸，两手指伸直向前，手掌与地面平行，掌心朝下，大拇指分开，其余四指并拢，掌心似按向地面；目光平视或视向前下方，其余姿势同自然式站桩。（图6-10）

4. 伏虎式站桩 左脚向左前方跨出一步，右脚在后，站成丁字形，两腿相距110cm左右，身体稍下蹲，如骑马状；前腿屈成90°，后腿蹬直；左手顺势摆在左膝上方约10cm处，右手放在右膝上方约10cm处，左手似按着虎头，右手似把着虎尾根部，头仰起，眼睛注视左前方；右腿在前时，和上述姿势相反。（图6－11）

5. 休息式站桩 站姿同"自然式站桩"。两掌提至腰后，腕背部轻置于两腰眼穴处，腕关节微屈，十指自然分开，指间关节微屈，掌心内凹，沉肩，垂肘，虚腋，其余要求与"自然式站桩"相同。（图6－12）

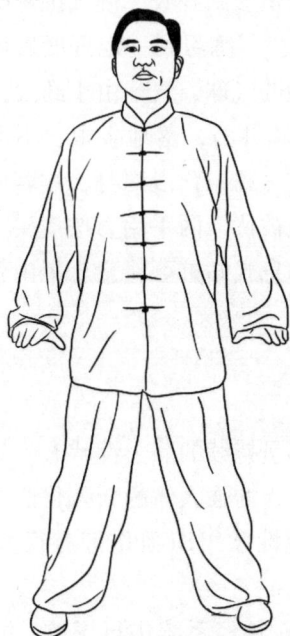

图6－10 下按式站桩

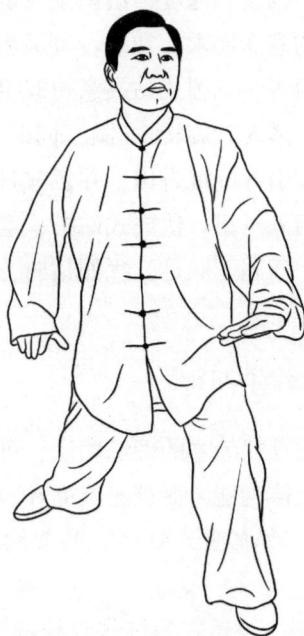

图6－11 伏虎式站桩

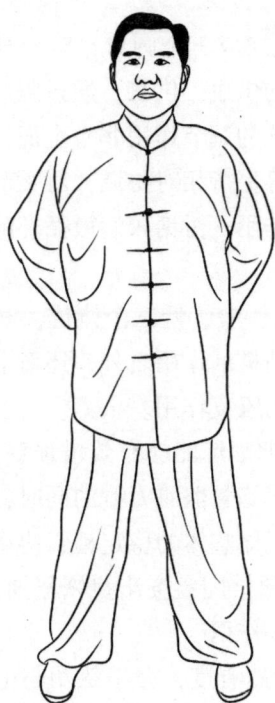

正面

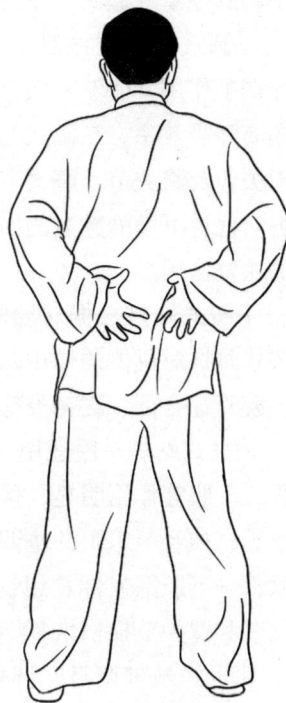

背面

图6－12 休息式站桩

二、站桩功呼吸与意念要求

自然式站桩、三圆式站桩与休息式站桩先以自然呼吸为主，待锻炼到一定程度后，逐渐加大呼吸深度与幅度，并向腹式呼吸法过渡。下按式站桩采用顺腹式呼吸，并延长呼气相，呼气时用意念引导气沉丹田，并意守丹田之气如雾露蒸腾，弥漫周身，濡养四肢百骸、五官九窍，最后收气归入丹田。伏虎式站桩的呼吸方法，先采用顺腹式呼吸，后逐渐向逆腹式呼吸过渡，呼吸节律要慢，加大呼吸的幅度和深度，锻炼到一定程度后可采用逆腹式呼吸，使气沉丹田。

自然式站桩的意念要求，初练者可采用"三线放松法"，练习到一定程度后可采用意守法过渡，如意守下丹田等。三圆式站桩意想双手抱住一个回旋的气球，气球由小到大，顺时针旋转36圈，再由大到小，逆时针旋转36圈，同时双足踏实，如踏井石，落地生根，不可放松。下按式站桩呼气时用意念引导气沉丹田，并意守丹田之气如雾露蒸腾，弥漫周身，濡养四肢百骸、五官九窍，最后收气归入丹田。伏虎式站桩，意想胯下有猛虎被伏，两手用力按虎头、虎尾，意气相合，运气至双胯、双腿、双足，犹如枯树，落地生根。休息式站桩可将意念集中到腰部，以腰部发热为度。

三、站桩功养生作用

站桩功是以站立式为主的锻炼功法，可使全身或局部呈持续的静力性状态。站桩功具有协调神经功能、平衡机体功能、促进血液循环、改善脏器供血、增强人体的新陈代谢、强壮身体等作用，对神经衰弱、高血压、溃疡、关节病、糖尿病及慢性软组织损伤等有很好的康复、治疗作用。

1. 自然式站桩 自然式站桩是以松静自然的态势，对神经系统进行调整，能够改善神经紧张的状态，以安神定志。此外，自然式站桩对促进下肢静脉血的回流有明显作用，如对糖尿病微循环障碍、高血压小动脉痉挛等起到一定的康复作用。

2. 三圆式站桩 三圆式站桩是将双手、两臂、两足摆成三个圆形，对全身的循环系统和呼吸系统有非常明显的调整作用，能够有效提高周围组织的供血、供氧，通过膈肌的升降变化，调节肺的牵张功能，提高呼吸效率。三圆式站桩对运动系统的调节作用非常全面，三圆姿势促使肩关节、肘关节、腕指关节及髋关节、膝关节、踝趾关节等保持相对协调，对关节病和脊柱病有很好的疗效，同时，也对促进下肢静脉血的回流有明显的作用，对糖尿病微循环障碍、高血压小动脉痉挛等起到一定的康复作用。

3. 下按式站桩 下按式站桩根据屈膝的角度分成高、中、低三个体位，本功法对上肢部的锻炼更加明显。下按式站桩对机体的作用除具有三圆式站桩的作用之外，还对上肢部疼痛、肩关节周围炎、网球肘、腕管综合征、腱鞘炎等疾病有很好的康复作用。

4. 伏虎式站桩 伏虎式站桩一般适用于青壮年，长期锻炼能够有效增强双下肢骨骼肌力量，尤其对股四头肌、股二头肌等作用明显。伏虎式站桩在锻炼骨骼肌力量的同时，能够加强肌肉与关节、韧带、周围血管、神经等组织的协调性，对促进机体整体的稳定性、协调性有很重要的意义。该式适用于腰骶部、下肢部慢性软组织损伤，如对腰椎间盘突出症恢复期、慢性腰肌劳损、骶髂关节紊乱、膝关节和踝关节损伤恢复期有很好的康复作用。

5. 休息式站桩 休息式站桩调身、调息、调心均自然有度，介于练功与生活状态之间，体现休息之意。该式能够改善自主神经状态，提高副交感神经的兴奋性。双掌背置于腰眼部，有辅助腰椎恢复正常生理曲度的作用，且"腰为肾之府"，取其强腰补肾之用。

第三节 六字诀

六字诀，即六字气诀养生法，是我国古代流传下来的一种养生、吐纳法。六字诀养生法在脏腑对应关系、习练顺序、读音口型等多个方面符合脏腑气化特点，其将行气与导引结合的十分紧密，符合养生之道。该功法简单易学，接受度高，其应用也十分灵活，既可按顺序完整练习整套功法，又可按季节或病症、养生需求有针对性地单独练习某一式，其在治疗、康复和健身方面效果显著。

一、六字诀养生方法

（一）预备式与起势

1. 预备式 自然站立，两脚分开，与肩同宽，头正颈直，百会朝天，内视小腹，嘴唇轻闭，舌抵上腭，沉肩坠肘，两臂自然下垂，两腋虚空，肘微屈，含胸拔背，松腰塌胯，两膝微屈；呼吸自然平稳，目视前下方，面带微笑，全身放松。每次练功时预备式可以多站一会儿，待呼吸微微绵绵、全身松静自然时再开始练功。

2. 起势 屈肘，两掌十指相对，掌心向上，缓缓上托至胸，与乳平；两掌内翻，掌心向下，缓缓下按至肚脐前；微屈膝下蹲，身体后坐，同时两掌内旋，缓缓向前拨出至两臂成圆，两掌外旋，掌心向内；起身，两掌缓缓收拢至脐前，虎口交叉相握，轻捂肚脐，静养片刻，自然呼吸，目视前下方。

（二）第一式 "嘘"字诀

两手松开，掌心向上，小指轻贴于腰际，缓缓向后收到腰间；两脚不动，身体向左转90°，同时右掌从腰间向身体左前方伸出，与肩同高，并配合口吐"嘘"字音，眼睛随之慢慢睁圆，目视右掌伸出方向；右掌沿原路慢慢收回至腰间，同时身体随之转正，目视前下方；然后身体向右转动，伸左掌，呼"嘘"字音，动作及要领与前相同，但方向相反。如此左右交替，反复练习6遍。

发音与口型："嘘"字音"xū"（读需，音平），属牙音。发声吐气时，两唇和牙齿微张开，舌放平，嘴角后引，槽牙上下平对，中留缝隙，槽牙与舌边亦有空隙。发声吐气时，气从槽牙间、舌两边的空隙中缓缓呼出体外。发"嘘"字音有助于泻出肝之浊气，使肝脏气机畅调，调理肝脏功能，中医学认为，肝开窍于目，本式配合两目圆睁，有助于清热泻火，疏肝明目。

（三）第二式 "呵"字诀

两掌微微上提，指尖朝向斜下方，屈膝下蹲；同时，两掌缓缓向前下约45°方向插出，使心火下降以温肾水，肾水上升以制心火，心肾相交，水火既济，从而调理心肾功能；屈肘收臂，两掌靠拢，两掌小指侧相靠，掌心向上呈捧掌状，约与脐平，目视两掌心；两膝缓缓伸直，同时屈肘，两掌捧至胸前，转成掌心向内，两中指约与下颏同高；两肘外展，与肩同高，两手腕内翻，掌指朝下，掌背相靠，缓缓下插，同时口吐"呵"字音。两掌下插，与脐平时，微屈膝下蹲，两掌内旋，掌心向外，缓缓向前拨出至两臂成圆，然后两掌外旋呈捧掌状，重复前面的动作，如此反复练习6遍。

发音与口型："呵"字音"hē"（读喝，音平），属舌音。此法可运行心经之气，发"呵"字音时注意发音应源自舌根之处，两唇和牙齿张开，舌头稍后缩，微上拱，舌边轻贴于牙槽，注意气息从舌上与上颚之间缓缓而出，口舌自然张开，发声平稳圆润。

（四）第三式　"呼"字诀

当上式最后一次两掌向前伸出后，外旋，转掌心向内对准肚脐，两膝缓缓伸直，同时两掌缓缓合拢至肚脐前约10cm；微屈膝下蹲，口吐"呼"字音，同时两掌向外撑，至两臂呈圆形；然后再合拢、外撑，如此反复练习6遍。

发音与口型："呼"字音"hū"（读乎，音平），属喉音。发声吐气时应注意舌两侧上卷，口唇撮圆，舌体稍下沉，气从喉出，并在口腔形成一股气流，经撮圆的口唇呼出体外。发"呼"音具有泻出脾胃浊气、升清降浊、健脾和胃、止呕、止泻之效。

（五）第四式　"呬"字诀

接上式，两膝缓缓伸直，同时，两掌外旋，掌心向上，十指相对，两掌缓缓向上托至胸前与乳平；两肘下落，夹肋，两手顺势立掌于肩前，掌心相对，指尖向上，两肩胛骨向脊柱靠拢，展肩扩胸，藏头缩项，目视前上方；微屈膝下蹲，口吐"呬"字音，同时松肩伸项，两掌缓缓向前平推，逐渐转成掌心向前亮掌，目视前方；两掌外旋腕，转成掌心向内，两膝缓缓伸直，同时屈肘，两掌缓缓收拢至胸前约10cm；然后再落肘，夹肋，立掌，展肩扩胸，藏头缩项，推掌，吐"呬"字音，如此反复练习6遍。

发音与口型："呬"字音"sī"（读四，音平），属齿音。发声吐气时，上下门牙对齐，留有狭缝，舌尖轻抵下齿，气从门牙齿间呼出体外。"呬"字诀与肺对应，发"呬"音可以泻出肺中浊气，锻炼肺的呼吸功能，调和肺的宣发肃降功能。

（六）第五式　"吹"字诀

接上式，两掌前推，然后松腕伸掌，变成掌心向下，两臂向左右分开，经侧平举向后划弧形，再下落至两掌心轻贴腰部；两膝下蹲，同时口吐"吹"字，两掌下滑，前摆，屈肘提臂，环抱于腹前，掌心向内，约与脐平；两膝缓缓伸直，同时两掌缓缓收回至腹部，指尖斜向下，虎口相对；两掌沿带脉向后摩运至后腰部，然后再下滑，前摆，两膝下蹲，吐"吹"字，如此反复练习6遍。

发音与口型："吹"字音"chuī"（读炊，音平），属唇音。发声吐气时，舌体、嘴角后引，上下槽牙相对，两唇向两侧拉开收紧，气从喉出后，从舌两边绕舌下，经唇间缓缓呼出体外。"吹"字诀对应肾，发"吹"音有助于泻出肾之浊气，清泻相火，强精固本，保养肾脏。

（七）第六式　"嘻"字诀

接上式，两掌自然下落于体前，两掌内旋，掌背相对，掌心向外，指尖向下，目视两掌；两膝缓缓伸直，同时提肘带手，两手经体前上提至面前，分掌、外开、上举，两臂呈弧形，掌心斜向上，目视前上方；曲肘，两手经面前收至胸前，两手与肩同高，指尖相对，掌心向下，目视前下方；屈膝下蹲，同时口吐"嘻"字，两掌缓缓下按至肚脐前；两掌继续向下，向左右外分至左右胯旁约15cm处，掌心向外，指尖向下；两掌收至体前，掌背相对，掌心向外，指尖向下，目视两掌；然后再上提、下按、吐"嘻"字，如此反复练习6遍。

发音与口型："嘻"字音"xī"（读希，音平），为牙音。发声吐气时，两唇和牙齿微张，舌尖轻抵下齿，嘴角略向后引并上翘，槽牙上下轻轻咬合，呼气时使气从槽牙边的空隙中经过，呼出体外。"嘻"字诀对应三焦，三焦是通行元气、运化水液的通道，发"嘻"字音有疏通少阳经脉、调和全身气机、促进脾胃升降的作用。

（八）收式

接上式，两手外旋，转掌心向内，缓缓收回至肚脐，两手虎口交叉相握，轻抚肚脐，同时，两膝缓缓伸直，目视前下方，静养片刻；两掌以肚脐为中心揉腹，顺时针6圈，逆时针6圈，两掌松开，两臂自然垂于体侧，目视前下方。

二、六字诀呼吸与意念要求

六字诀呼吸要求，对于吐字初学者宜用校正读音的方法，以达到初步规范口型的目的，然后用规范的口型来控制体内气息的出入。练习时要出声，且应先大声，后小声，熟练后则逐渐转为轻声。练习日久，功法纯熟之后，可以转为吐气不发声的"无声"练习。通过正确的吐音，来体会气息的流畅，寓意于气，寓气于意，渐渐做到吐惟细细，纳惟绵绵，配合松柔舒缓的动作，调整身体内的气息变化，从而产生柔和的内脏按摩作用。本功法操作的核心是"呼气吐字"，吐字有六种变化，分别为"嘘、呵、呼、呬、吹、嘻"，按照五行学说，这六个字分别对应人体的肝、心、脾、肺、肾、三焦。通过唇、齿、喉、舌不同的用力方式，以牵动不同脏腑经络中气血的运行，并辅以相应的肢体动作和意念，来调整肝、心、脾、肺、肾人体五大系统，以及三焦乃至全身的气血运行，使人体之气与自然之气相通，还可以调整脏腑气机，使气机运化符合自然规律，气充足则神灵，进而达到柔筋健骨、强壮脏腑、调节心理等强身健体和养生康复的目的。

神是生命活动的主宰，人的生命活动离不开神的调控。中医学认为，意到则气到。六字诀功法养生过程中，对气的调控作用主要表现在，通过意识对人体发出指令，意识与动作、发音相结合，进而改变气机的运动变化；其次是通过意念引导气机运行，使气归入丹田，养生前通过意念调控，使自己精神内守、思想集中，更快进入练功状态，充分激发脏腑经络之气。练功过程中始终做到"寓意于气，寓意于形"，体会气机的启动、运行和变化的状态，注意力集中在与动作、呼吸、吐音的配合上。不可过分强调意念的活动，应该保持协调自然。若意念过重，反而达不到松、静、自然的要求。配合导引有助于气机的伸展，意念所感，"意到气到"，以助行气。通过对意念的调控，才能有序地发出相应指令，使动作规范、形体协调、气的运行遵循其规律，达到意动形随、身心并练的目的。

三、六字诀养生作用

六字诀的基本特点是"呼吸吐纳"，通过特定的吐音来调整和控制体内气息的升降出入，进而达到脏腑阴阳平衡的目的。在吐音时配合动作导引，内可调脏腑，外可练筋骨，具有内壮脏腑，外健筋骨的作用。

习练第一式"嘘"字诀6遍时，最能引起相对应肝经的气血变化，发挥该单式功法的最大效应；习练第二式"呵"字诀6遍或9遍时，最能引起相对应心经的气血变化，发挥该单式功法的最大效应；习练第三式"呼"字诀6遍时，最能引起相对应脾经的气血变化，发挥该单式功法的最大效应；习练第四式"呬"字诀6遍时，最能引起相对应肺经的气血变化，发挥该单式功法的最大效应；习练第五式"吹"字诀6遍时，最能引起相对应肾经的气血变化，发挥该单式功法的最大效应；习练第六式"嘻"字诀6遍时，最能引起相对应三焦经的气血变化，发挥该单式功法的最大效应。

六字诀属于低强度有氧运动，在进行呼吸功能锻炼的同时，还将呼吸肌与骨骼肌的运动特性相结合，使呼吸与运动相结合，互为补充。六字诀锻炼可调整身体内的气息变化，促进脏腑经络的气血运行，从而达到内调脏腑、外健筋骨的效果。同时，六字诀作为中国传统养生方法的一种，在训练时要求患者身心放松，排除心中杂念，将意念、气息和动作协调统一，"调身—调息—调心"相结合，调神解郁，以达到缓解肺癌患者疲乏、改善抑郁和焦虑等负性情绪的目的。

六字诀是按五行相生次序排列，"嘘、呵、呼、呬、吹、嘻"六个字分别与肝、心、脾、肺、肾、三焦相对应。肝属木，相应于春，春为四季之首，故先练"嘘"字诀；心属火，木生火，故次练"呵"字诀；再练"呼"字诀以健脾，是因脾属土，为火所生；再练"呬"字诀以调肺，肺属金，为土所生；肾属水，金生水，再练"吹"字诀以补肾。这样，人体五脏之气都得以补养。三焦主司一身之气，最后练"嘻"字诀，调理三焦，使全身气血畅通，以达到健康长寿的目的。

1. "嘘"字诀 "嘘"字治肝，嘘为泻，吸为补。虚证用补法，缓缓深吸纳气，手臂慢慢收回至腰间，身体逐渐转正，意想大自然清灵之气从眼睛、口、鼻而入，向下至肝脏，起到滋肝阴、养肝血的功效。实证用泻法，上身转侧90°，手臂向前伸出，发"嘘"字音，发音由重到轻，声音沿气管向上逐渐到咽喉，然后声音逐渐减弱，直到气从口吐出，此对应肝经"循喉咙、上入颃颡"的经行路线；同时意想身体中的邪气从口中吐出。

2. "呵"字诀 "呵"字治心，呵为泻，吸为补。心的虚证用补法，深吸气，体侧双手插掌，腹前捧掌，两眼俯视掌心，然后缓慢起身，两掌随之向上捧到胸前，意想捧起一轮红日到上焦胸部，暖暖的能量补充到心脏。吸气为补，双手捧掌向上起到补充心气的作用。应根据患者耐力习练六字诀呼吸操。心火亢盛用泻法，双手在胸前翻掌向下按，发"呵"音，意想热与火由上向下泻出体外。

3. "呼"字诀 "呼"字治脾，呼为泻，吸为补。"呼"字诀可以双向调脾，双手掌心向内与肚脐等高，向前外方推开，同时腹部回收，发"呼"字音为开泻法，吸气，双手掌收回至腹前为阖补法。

4. "呬"字诀 "呬"字治肺，呬为泻，吸为补。补肺气时，意想将大自然之气随两手慢慢收回到左右肺叶，同时吸气，不发音。两手与肩等高，落肘夹肋，掌心相对，展肩扩胸，藏头缩项，显示出"呬"字诀功法以补、以阖为目的。泻肺中邪气时，吐"呬"字音，平声向外，两掌缓缓向前平推，逐渐转掌心向前，意想将邪气从肺中推出体外。

5. "吹"字诀 "吹"字治肾，吹为泻，吸为补。用开泻法可代谢掉身体堆积的浊物，用阖补法可填充肾中精气的亏损，"吹"字诀以阖补为主，兼以开泻。开泻动作为：吐"吹"字音，两掌沿腰骶、大腿外侧滑至腹部前方，呈环抱球状，意想肾中浊气淤积向下排出体外。阖补动作为：深吸气，两掌慢慢收回到肚脐两侧，再沿带脉向后滑至腰部，掌心贴腰眼，掌指向下，两膝微屈下蹲，意想自然之气纳入两肾，以填精髓补肾气。

6. "嘻"字诀 "嘻"字治三焦，嘻为泻，吸为补。"嘻"字诀的开阖补泻在三焦经的体现是相互渗透，即开中有补，阖中有泻。补三焦要掌背相对，掌心向两侧，缓慢吸气，双肘上提，由下焦向上焦提，双臂在头顶外开，双目仰视天空，目的是将三焦不举之气向上拉，意想三焦之气与天上之气相接，吸取自然的无穷能量；泻三焦则吐"嘻"字音，头顶外开的双掌收回，掌心向下，由胸前下按至腹前，双臂下垂外开，意想实邪从下焦排出体外。

"六字诀"养生功法作为一种行气之法，通过六个字的发声和呼吸吐纳，辅以相应的肢体动作和意念，吐出脏腑之浊气，吸入天地之清气，以调理五脏六腑，使气血畅通。这种通过内养心性与外练形体相结合来实现"形神兼养"的整体养生模式，与现代医学从生物、心理、社会三个方面来阐述健康观的理念相吻合，对建立科学的健康观念有着重要的指导意义。

第四节　保健功

保健功是一种以自我按摩和简单肢体运动为主，并辅以呼吸和意念活动的养生功法，根据我国传统导引术整理改编而成。该功法动作简单，其特点是通过自我按摩使身体各部位得到活动，为男女老少皆宜的养生功法。保健功具备柔韧缓和、运动量小、安全可靠等特点，既可防病治病，又可保健强身。

一、保健功养生方法

（一）静坐

坐在木凳上，两手分别放在两大腿上；也可自然盘膝而坐，两手相握放在腹前，或拇指掐住无名指指根，其余四指握住拇指，分别置于两膝上。两眼轻闭或微露一线之光，神不外驰。舌轻抵上腭，鼻吸鼻呼，匀缓柔和地调整呼吸，达到全身放松、心神恬静的状态。

（二）目功

目功由 6 个小节组成。

1. 擦眼眉　两眼轻闭，双手拇指屈曲与食指相捏，以拇指指背关节沿眼眉擦入两鬓，共擦 18 次。要求将攒竹穴、鱼腰穴、丝竹空穴、太阳穴等穴位都摩擦到。也可将两手拇指按在太阳穴处，食指屈曲，以食指第二指关节刮擦眼眉 18 次。

2. 擦眼皮　拇指、食指相捏，用拇指指背关节轻擦眼皮 9 次、12 次或 18 次。要求从睛明穴开始，以非常轻柔的手法沿眼皮擦至瞳子髎穴。

3. 揉眼眶　接上式，双手拇指指背沿两眼眶先由外向内按摩 9 次，再沿眼眶由内向外按摩 9 次。要求除将眼眶周围的攒竹穴、鱼腰穴、丝竹空穴、瞳子髎穴、睛明穴等穴位都按摩到外，还要将下眼眶部位的承泣穴、球后穴都按摩到。

4. 运眼球　两眼轻闭，眼球按顺时针和逆时针方向各运转 9 次、12 次或 18 次。须掌握好运眼球的速度，不要过度运转眼球。暂时不能使眼球运转起来的，可先进行四个方位的练习，如上、左、下、右和上、右、下、左，柔和而缓慢地进行练习，待适应并熟练后再进行眼球的运转锻炼。有脑动脉硬化症或眼底血管硬化的患者，初次练习时会出现不习惯或不舒适感，这也是有些人不能很好地坚持练习的原因之一。在这种情况下则更应坚持练习，刚开始可以减少练习次数，速度慢一些，先由四个方位的练习开始，逐步适应。随着对功法掌握的熟练，不适症状会逐步缓解，病情也会逐渐好转。

5. 温煦双眼　本法可缓解眼睛疲劳和眼睛不适感。接上式，先将两手搓热，五指并拢且放松，掌心凹陷形成兜手状，再将两手轻轻地捂在双眼上，用两手温煦两眼。该法可反复做 3 遍，直至因运眼球所产生的酸胀和疲劳感消失，如能体会到两眼有轻松、温暖、舒适的感觉则效果更佳。

6. 极目远望　两手缓缓放下置于丹田部位，两眼慢慢睁开，选择远处的一棵绿色植物（茂盛的大树冠为佳）进行眺望、凝视。所视之物由模糊不清逐渐变为清晰，并有头清目爽之感，进而凝视之物由清晰又变为混沌气化状态，收入丹田。若这种气化状态一时达不到，不必勉强，久而习之便会功到自然成。

（三）口功

口功由 4 个小节组成。

1. 叩齿　心情恬静，两唇轻闭，上下牙齿轻轻叩击 36 次，叩齿的力量要适度，速度宜缓慢，以自己感觉舒适为度。叩齿可以坚固牙齿，改善口腔和牙周的血液循环，从而预防牙齿疾病的发生。

2. 运舌（古称赤龙搅海）　两唇轻闭，舌体先在口腔内沿牙龈的内侧进行顺时针、逆时针运转各 18 次，然后再在唇内齿外进行顺时针、逆时针运转各 18 次。该法可促进唾液的分泌，改善口腔内的血液循环，预防和治疗口臭、牙龈炎、口腔溃疡等口腔疾患。

3. 鼓漱　接上式，叩齿和运舌所产生的唾液，不要马上咽下，须在口内进行鼓漱，如同用水漱口一样，鼓漱 36 次。该法可使口腔运动进一步活跃，唾液成分进一步活化，口腔效能进一步增强。

4. 咽津　将鼓漱后的唾液分成三小口徐徐咽下，并用意念将其引入丹田，此为玉液还丹的练习方法。

（四）鼻功

鼻功由 2 个小节组成。

1. 搓鼻　拇指和食指捏在一起，两手拇指指背置于鼻翼两侧，向上搓至眼眶，上下揉搓 18 次。要求将攒竹穴、睛明穴、鼻通穴、迎香穴等穴位都揉搓到。

2. 揉迎香　用两手拇指的指背关节按揉迎香穴，向内、向外旋转按揉各 18 次。

（五）耳功

耳功由 6 个小节组成。

1. 摩耳轮　用两手拇指和食指、中指沿耳轮进行上下捻揉、摩搓，捻摩至耳尖时向上提一提，捻摩至耳垂时向下拉一拉，如此一上一下为 1 次，共做 18 次。

2. 擦耳台　两手舒伸，将耳置于食指和中指之间，用手上下摩擦两耳周围部位，连续做 18 次、24 次或 36 次。

3. 搓耳朵　双手五指并拢摩搓两耳，向上推搓时摩搓耳朵的前面，向下拉搓时摩搓耳朵的背面。一推一拉为 1 次，共做 18 次。

4. 按耳屏　双手食指在耳朵的凹窝处摩转，摩转一周按压一次耳屏（耳道口前突起的部分），以使耳屏前的听宫穴得到刺激，连续做 9 次。

5. 聪耳法　又称通天指法，即用食指将耳道口堵实，使耳朵听不到外界的声音，然后突然将手指松出，连续做 6 次或 9 次。

6. 鸣天鼓　两手掌掩住耳朵，十指放在后枕部，食指压在中指上并轻轻滑下弹击后脑部（枕外隆凸下的部位），以能听到"咚咚咚"的响声为度，连续做 24 次。

（六）面功

面功由 2 个小节组成。

1. 悦面法 先将两手搓热，两掌由前额经鼻向下摩擦至下颌部位，然后两掌从下颌处向两侧分开，分别经两腮向上摩擦至前额，如此一上一下反复练习 18 次、24 次或 36 次。这种练习方法可以改善面部的血液循环，使面色红润有光泽，此外，由于嘴角、眼角都被向上推搓按摩，因此可避免或纠正嘴角、眼角下垂，有一定的美容效果。

2. 开关法 两手沿鼻翼的两侧向上推搓至前额部位，然后双手向两侧分开，沿面部两侧向下擦至下颌处，如此反复做 18 次、24 次或 36 次。开关法练习的重点在于双手由前额向两侧分开时要有一定的力度，此方法可以疏导经络、缓解疼痛，尤其对眉棱骨和前额疼痛的症状尤为适宜。

（七）头功

头功由 4 个小节组成。

1. 螺旋抱头 用双手十指指腹由前额部位开始，经头顶和头两侧至后枕部，以螺旋形式按摩头部。行 9 旋 6 遍或 9 旋 9 遍之数，即从前额开始旋转按摩 9 次到后枕部，连续重复 6 遍或 9 遍。练习时要用指腹按摩，不能用指甲，以免抓伤头皮。

2. 曲动摩头 两手十指指腹由前额开始，经头顶和头两侧至后枕部，以曲动的方法（如虫爬行）一屈一伸按摩头部。练习时需稍用力，以起到点穴的作用，连续重复 6 遍或 9 遍。

3. 十指梳头 也称干梳头。即十指张开并微屈，如同梳子一样，由前额部位经头顶和头两侧疏导按摩至后颈部，连续做 24 遍或 36 遍。

4. 十指扣头 也称梅花指扣头。双手十指屈曲并自然聚拢（呈放松态），聚拢的指尖如同盛开的梅花，手腕放松，以十指尖叩击头部 36 次，要求将头部的每个部位都叩击到，根据需要可以增加叩击次数。

（八）颈功

颈功由 9 个小节组成。

1. 六合牵拉 即进行低头、仰头、左转头、右转头、左侧头、右侧头 6 个方位的牵拉练习，以使颈部的韧带、肌肉、椎间盘等得到恰到好处的锻炼和调整，从而改善颈部的血液循环，提高颈部功能。①前合牵拉：向前低头牵拉颈部的后侧，以下颌能点住天突穴为标准。②后合牵拉：向后仰头牵拉颈部的前侧，以风府穴能得到良性刺激为标准。③左转牵拉：向左转头，以转头角度能达到 90° 为标准，使颈部两侧的韧带和肌肉得到牵拉和强化，增强颈椎间盘的灵活性。④右转牵拉：向右转头，以转头角度能达到 90° 为标准。颈椎病患者练习左转和右转牵拉时，若转头角度达不到 90° 也不必勉强，以自己能感觉到"恰到好处"的牵拉程度为标准即可。⑤左侧牵拉：向左侧头，牵拉颈部的右侧，以侧头角度能达到 45° 为标准。⑥右侧牵拉：向右侧头，牵拉颈部的左侧，以侧头角度能达到 45° 为标准。向左、向右牵拉颈部的练习，能很好地锻炼颈部两侧韧带的柔韧性，缓解肌肉紧张，增强椎间盘的弹性。

2. 仙鹤曲颈 颈部做上前下后的伸展、牵拉、曲动练习，就像美丽的仙鹤屈动漂亮的长颈。此方法可进行正反两个方向的练习，每个方向各练习 9 次、12 次或 18 次。

3. 寿翁摆头 颈部放松，返观内视颈椎，然后从第 7 颈椎开始，向左、向右摆动头颈部，按颈椎顺序依次向上摆动至第 1 颈椎，再由第 1 颈椎依次摆动下来，返还至第 7 颈椎。通过摆头使颈椎得到左右掀动性牵拉。摆头动作要缓慢、柔和、扎实到位。

4. 金鸡啄米　接上式，返观内视颈椎，然后从第 7 颈椎开始，做上下点头的动作练习，使颈椎得到前后曲动，按颈椎顺序依次向上曲动至第 1 颈椎，再由第 1 颈椎依次曲动下来，返还至第 7 颈椎。练习时颈部要放松，运用头部的自重力巧妙地进行练习。

5. 巨龙旋颈　颈部放松，返观内视颈椎，从第 7 颈椎开始做颈椎旋转动作，按颈椎顺序依次向上旋转至第 1 颈椎，再由第 1 颈椎依次旋转下来，返还至第 7 颈椎。旋转速度要缓慢、柔和。如进行另一个方向的旋转练习，仍需从第 7 颈椎开始，依次旋转上去，再依次旋转下来。应根据自己的实际情况，恰到好处地掌握练习的速度和幅度。颈椎病较重、运动受限者不必强求运动的幅度，可先采取意念练习。

6. 摩搓风池　双手拇指由两侧风池穴的外上方向内下方推搓 18 次，其余四指在头部两侧起到固定作用；然后两手五指并拢，在颈部两侧由风池穴的外下方向内上方推搓 18 次。

7. 转头搓颈　两手以横掌交替摩搓颈部 18 次。摩搓的同时颈项需进行左右扭转运动，做到外摩内动相结合，以收到理想效果。

8. 提捏颈项　先将左手置于丹田部位，右手掌心提捏颈项，由大椎开始，连续三掌，提捏至风府穴部位，再由上向下连续三掌，返还至大椎。然后，换右手置于丹田，左手提捏颈项，方法与前面的练习相同。

9. 项臂争力　此节练习要求配合呼吸。两手十指交叉置于后颈部，吸气时头向上仰起，同时两臂以两肘尖为引领向外伸展并扩胸，此时两手在后颈部会自然产生一个向下的压力，从而使头颈和手臂形成一个上下抗争的力，并处于相对紧张的状态。呼气时伴随着低头，颈部、手臂放松。如此反复练习 6 次或 9 次。通过这样一紧一松、一张一弛的变换练习，可以很好地强健颈部的肌肉，使之丰满、健壮，起到固定、保护颈椎的作用，并帮助颈椎支撑头部重量，从而缓解椎体和椎间盘的压力。此练习还可以改善和增加肺活量，加强心肺功能。练习时应注意膻中和夹脊的开合及前后呼应，以使膻中、夹脊得到强化，气血得以调动、活跃。

（九）肩功

肩功由 7 个小节组成。

1. 摩肩　左手托住右肘，右掌按在左肩上，按顺时针、逆时针方向旋转按摩左肩胛部位各 18 次，手法要扎实、柔和。左肩按摩结束后，右手托左肘，左掌按在右肩上，按顺时针、逆时针方向按摩右肩胛部位各 18 次。要求在用掌按摩肩部的同时，双肩亦分别进行自我转动，如此外摩内动相结合，则能收到更好的效果。

2. 转肩　两臂屈曲，双手虚握拳置于腰间，两臂分别在身体两侧做画圆的运动，两肩由前向后转动 9 次，然后再由后向前转动 9 次；两肩转动的同时，脊柱进行前后曲动运动。

3. 摇肩　接上式，两臂先后交替由前向后做画圆的运动，带动两肩交替转动起来，然后两臂再先后交替做由后向前画圆的运动，带动两肩摇动，两个方向各练习 9 次；随着两肩的摇转，脊柱亦进行麻花样的扭动。

4. 捶肩　双手轻握拳，甩动两臂，用两手的大拳眼叩击胸部肩前的中府穴和云门穴，第二次甩臂时叩击肩井穴，第三次甩臂时叩击肩髃穴。如此反复练习，连续叩击 6 遍。练习时如果用大拳眼叩击困难者，可将两手形成勾手状叩击以上穴位。

5. 双抬肩　吸气时双肩同时抬起，耸肩缩颈，呼气时双肩放松还原，连续做 9 次或 12 次。

6. 单抬肩　一肩向上抬起，同时另一肩向下沉，如此左右交替练习9次或12次。如果采取站式练习，双手中指可交替摩搓双腿的风市穴，脊柱随抬肩动作进行左右摆动。

7. 拍肩叩肾（命门）　两臂放松并前后摆动，一手叩击肩部，一手叩击命门，左右交替练习18次。练习时要松腰、松胯，脊柱亦要随之进行左右扭转运动。

（十）夹脊功

两臂弯曲，以大臂和小臂屈曲成90°为标准，两手轻握拳，拳心向上，大拳眼向外，两臂一前一后交替摆动练习18次。要求两臂进行前后摆动时，应始终保持肘关节呈90°角不变；右拳向前摆动至左肩前并与左肩同高，左拳摆动至右肩前并与右肩同高，两臂摆动的路线在胸前形成交叉线；向后摆动时，尽量使拳撤至胁间；因摆动幅度较大，脊柱亦应随两臂的摆动进行扭转运动，使夹脊区得到良性刺激；摆臂的同时，踮动两脚跟，以排泄病浊之气。

（十一）胸功

胸功由4个小节组成。

1. 摩搓胸胁　两手掌摩搓两胁，由两腋下开始，向任脉（体前正中线）推搓，再由任脉向两侧分搓，掌掌相连，连续6掌搓至两腹股沟；两手由曲骨穴沿任脉向上提起至天突穴，然后两手向两侧分开至两腋下，如此反复做6遍。

2. 舒胸顺气　两掌相叠，由胸部沿体前正中线向下推搓至小腹，鼻吸口呼，吸气时两手轻提起，呼气时两手稍用力由胸部向下推至小腹耻骨联合处。

3. 心区按摩　本式是防治胸闷、心肌供血不足、心绞痛等病症的练习方法。①两手相叠，右手在下，从心区部位的右上角开始（左胸部的右上方靠近天突穴的部位），向心区部位的左下角推搓，然后再拉搓返回到原位。如此一推一拉反复摩搓练习18次。②两手相叠，左手在下，从心区部位的左上角开始，向心区部位的右下角推搓，然后再拉搓返回到原位。如此反复练习18次。③两手相叠，右手在下，将右手劳宫穴置于左胸乳中穴，待平心静气后，在心区部位按顺时针方向按摩18次。④两手相叠，左手在下，将左手劳宫穴置于左胸乳中穴，在心区部位按逆时针方向按摩18次。⑤双手十指屈曲，手腕放松，两手抖动起来，用十指尖叩击心区部位36次，或根据身体情况适度增加叩击次数。

4. 扩胸展背　又称开合肩。吸气时，两手握拳分别向身体两侧分开，同时小臂竖起并向内自旋，两拳分置于头两侧，拳心向前，小拳眼向外，两肩尽量向后展，形成开肩扩胸状，使胸部扩展，亦使膻中区和背部的夹脊区得到良性刺激；呼气时双肩向前合拢，使背部舒展，两小臂在胸前相合并竖起，两手小拳眼相对置于面前，两肘尖靠拢，颈部放松，低头含胸，双肩向前合，形成合肩展背状。练习时要求脊柱进行前后曲动运动，膻中和夹脊随胸背的扩展和肩部的开合得到良性刺激，进而调畅和培补气血。如此一开一合为1次，共做9次、12次或18次。

（十二）腹功（又称摩丹田）

腹功练习有两种方法。一是摩法，手法比较轻柔，可采取单手练习。先将两手搓热，然后以右手掌按顺时针方向（大肠蠕动的方向）绕脐按摩36次，再以左手按逆时针方向按摩腹部36次。二是揉法，手法有一定的力度。先将双手搓热，然后两掌相叠，右手在下，以右手劳宫穴对准神阙穴，然后双手提起到中脘穴，按顺时针方向绕脐揉腹。逆时针练习时，则需左手在下，以左手劳宫穴对准神阙穴，练习方法与前面相同，唯方向相反。若用于保健，则可按上述方法和次数，顺时针、逆时针两个方向都进行练习。若用于治疗，则需要辨证后再决定操作的方向，同时练习的次数也要增加。如便秘者要按顺时针方向揉腹，练习 100 次；便溏、腹泻的患者则应按逆时针方向揉腹，练习次数也要达到 100 次；对于阳痿、遗精、早泄者，则应采取一手兜阴囊，一手摩丹田的方法，古书记载，"一擦一兜，左右换手，九九之数，其阳不走"。

（十三）腰背功

腰背功由 5 个小节组成。

1. 温肾搓腰 两手搓热，放在两肾区，温煦两肾，待有暖融融、热乎乎的感觉之后，再进行上下摩搓，向上到达两手能达到的最高点，向下到达尾闾穴、长强穴。连续摩搓 36 次，使整个腰部温暖舒适。

2. 调和带脉 有坐式和站式两种练功姿势。平坐式，两手虎口按在两大腿上，上半身以腰为轴进行旋转练习，先自左而右旋转练习 9 次或 12 次，再自右而左旋转练习 9 次或 12 次。练习时可配合呼吸，向前俯身时吸气，向后仰身时呼气，或向前俯身时呼气，向后仰身时吸气，这两种呼吸方法可根据自己的喜好来决定。站式练习时，双手叉腰，两手虎口卡在腰两侧的带脉穴上，腰部做大幅度旋转练习。

3. 松背揉脊 两手握拳，以拳背的掌指关节沿脊柱两侧（华伦夹脊穴和膀胱经）进行由上至下的按揉，上起至自己尽力能达到的部位，下至尾骨两侧，9 次揉完 1 遍，行 9 揉 6 遍或 9 揉 9 遍之数。此法可以促进腰背部的血液循环，使诸阳脉的气血活跃，消除腰背部肌肉疲劳，防治腰背疼痛、闭经、痛经及内脏疾病。站式、坐式的选择可根据自己的身体状况和所处的环境来决定。

4. 摩搓尾闾 采取平坐式，两手食指、中指并拢，在尾骨两侧一上一下交替摩搓尾闾穴 36 次，亦可双手同时进行上下摩搓。若进行站式练习，需两脚打开，与肩同宽，两手交替摩搓尾闾穴，同时左右摆动两胯，或双手同时摩搓尾闾穴，同时脊柱进行前后曲动运动，若能同时配合提肛缩会阴的练习则效果更好。此练习可刺激肛门周围神经和血管，从而改善血液循环，防治便秘、脱肛、内痔、外痔等疾病。

5. 拍田叩肾 接上式，全身放松，两臂前后交替摆动，一手拍打丹田，一手叩击命门，脊柱亦随两臂的摆动进行左右扭转和前后曲动运动。此练习方法可以起到培补元气、强化先天之本的作用。

（十四）腿功

腿功由 4 个小节组成。

1. 旋摩两膝 将双手搓热后置于两腿膝关节上，两手向外旋转按摩两膝关节 36 次，再向内按摩 36 次，使两膝关节有温暖舒适的感觉。练习此法可改善膝关节的血液循环，防治膝关节疼痛等病症。

2. 环摩膝髋 两掌从两腹股沟处沿大腿内侧向下按摩至两膝，再由两膝向上沿两大腿外侧按摩至两髋关节，最后由两髋关节返回至两腹股沟，如此循环往复运摩 9 次、12 次或 18 次，然后再进行反方向的练习，部位相同，方向相反。此练习既可采取坐式也可采取站式。采取坐式练习时，除上面的动作要求外，还要让身体前后运动起来，使脊柱得到充分的活动和锻炼。采取站式练习时，要同时进行下蹲、立起的动作。

3. 叩足三里 两手轻握拳，用小拳眼叩击足三里穴 36 次。练习时手腕要放松，叩击的力度以舒适为标准，在两手叩击的同时，要让两腿弹动起来，以使髋部、膝部、踝部的关节得到活利，使韧带更加柔韧，肌肉得以强健。

4. 运揉双膝 两腿弯曲，双掌置于双膝上，随两腿膝部做旋转运揉练习，先由左侧开始，经前至右运揉6次或9次，再由右侧开始，经前至左运揉6次或9次。要求肩、背、腰、髋、踝随着膝部的运转也都运动起来。

（十五）腕功

腕功由4个小节组成。

1. 旋腕 两手分别以小指引领向内旋转18次，再以拇指引领向外旋转18次。

2. 揉腕 两手十指交叉，然后手腕部位前后交替进行麻花样揉转扭动，正反两个方向各做18次。

3. 压腕 接上式，先向左连续压手腕9次，再向右连续压手腕9次，如此左右交替重复练习3遍。两手压腕练习时要求手腕呈90°角，以使手三阳经的阳溪穴、阳池穴、阳谷穴和手三阴经的神门穴、大陵穴、太渊穴等穴位均得到良性的刺激，从而使气血活跃、经络通畅。

4. 甩腕 双手举起与头等高，放松甩动两手臂，以两手腕的甩动为重点，带动肩臂放松，使躯干、腰、腿也随之放松下来。

（十六）踝功

踝功由3个小节组成。

1. 方位牵拉 可以双脚同时练习，也可以单脚练习。要求将意念放在足部，然后做绷脚尖的动作，意想气达足尖；停顿一会儿后，再做蹬脚跟的练习，意想气达足跟；稍停片刻后，继续做踝关节内扣、外展的练习，意念分别放在外踝、内踝部位。如此反复做四个方位的牵拉练习3~6遍，使气达足部末梢，从而改善足部的血液循环，活利足部关节，并使足部的韧带、筋腱得到伸展牵拉锻炼。

2. 旋转脚腕 将方位牵拉的动作连贯起来，可双脚同时练习，也可单脚练习。两手心向下置于膝上，两脚腕先向外画圆，旋转6次，再向内画圆，旋转6次。注意意念的运用，意到气到，气到血行，从而畅通足部的经络和气血，改善足部韧带、肌肉的弹性和韧性，使关节活利。

3. 揉阳陵泉 拇指按揉阳陵泉，其余四指置于腘窝处，向内、向外各揉36次；或两手握拳，用小拳眼叩击阳陵泉36次。

（十七）擦涌泉

两手擦热，左手扶住左脚，以右手掌摩擦整个左脚掌，即右手掌用七分力由脚跟开始向前推搓至脚尖，然后右手掌再用三分力由脚尖向后拉搓到脚跟，摩擦重点在涌泉穴，如此前后摩擦100次；再用右手固定右脚，左手以同样的方法摩擦右脚掌100次。

（十八）织布式

织布式是一种全身练习的方法，要求两腿并拢伸直，足尖上翘，双手掌心向上置于腹前，身体配合呼吸做前俯后仰的动作。吸气时，双手掌心向上导引至头顶，身体尽力向后仰；呼气时，向前俯身，两手掌心翻向下，并向足部做推的动作，使两手尽量能触及脚尖；再吸气时，两手由脚尖处翻掌心向上，经胸部向上导引至头部。如此一推一拉反复练习9次或12次。

（十九）收式

意守丹田，两手掌心缓缓向上抬起，至头顶时翻掌心向下，并于头顶上交叉，然后沿体前正中线徐徐下落至丹田部位，如此连续做 3 遍，静静地调息片刻后，做 3 次深呼吸，收气归元，练功结束。

二、保健功呼吸与意念要求

保健功的特点是"意、气、行"的结合，要求练习过程中思想专注集中、呼吸自然调节、用意念对动作进行支配。如在脊柱的调心活动中，通过配合呼吸来进行的脊柱曲动、摆动、扭动、牵拉锻炼，可以调任督、畅气机，从而实现意到、气至、力合、血行的养生效果。

三、保健功养生作用

1. 静坐 保健功的静坐能调节形神，安定情绪，排除杂念，收敛思绪，放松肌肉，平静呼吸，培育元气。

2. 目功 目功通过加强眼球和眼肌的活动，能调节眼球功能，增强眼肌弹性，改善眼部血液循环，还可强化眼部周围经络穴位的气血运行，消除眼疲劳，增强视力，防治近视或远视，预防和减缓眼底的血管硬化，对脑血管硬化的预防和改善亦有裨益。

3. 口功 口功通过叩齿、运舌、鼓漱、咽津等方法的练习，有强心、健脾、固肾的作用，可以改善消化功能，增进食欲，促进营养吸收，还能促进口腔至丹田部位兴奋线的建立，有利于腹式呼吸的形成，从而达到强化丹田和任脉的作用。

4. 鼻功 鼻功的练习能增强上呼吸道抵抗力，有预防和治疗感冒、慢性鼻炎和过敏性鼻炎的作用，对鼻塞的治疗常会收到立竿见影的效果。由于肺开窍于鼻，故本节功法亦有清肺热、畅气机的作用。

5. 耳功 耳功的练习可以刺激听神经，使其兴奋性增高，从而增强听力，同时还可以防治耳鸣、耳痒、耳聋等耳部疾患。鸣天鼓的练习可以补肾降火，防治耳聋、耳鸣，还可以给大脑以温柔的刺激，有调整中枢神经系统的作用，从而醒脑、健脑，同时还可以使循环系统、呼吸中枢得到良性刺激，使心肺功能得到改善，并对头昏、头痛有积极的治疗作用。

6. 面功 擦面能清醒头目，具有醒神开窍、美容抗皱、防治感冒和面瘫的作用。面功的练习可改善面部的血液循环，润泽肌肤，增强皮肤光泽、弹性，消除皮肤皱斑，减轻皮下脂肪堆积。悦面法的练习可避免或纠正嘴角、眼角下垂，故有一定的美容效果。

7. 头功 头功可调和百脉，活跃气血，调畅气机，使脑有所养，发有所滋。头功练习能祛风散火，健脑增智，调节、改善头部神经末梢功能，防治头发干枯、脱发、白发病，对各种原因造成的头晕、头痛、伤风、感冒、失眠、神经衰弱、贫血、高血压、脑动脉硬化症等均有积极的预防和治疗作用。

8. 颈功 颈功能增强颈项部的肌力，活利关节，散寒祛风，通经活血。通过颈功的锻炼，可以改善头颈、肩臂的血液循环，使人头清目爽，精神焕发，对颈椎病、肩周炎，以及头晕目眩、高血压等病症均有预防和治疗作用。

9. 肩功 肩功可改善肩背部的血液循环，可以治疗及预防肩关节周围炎或肩关节损伤引起的上臂及前臂疼痛，或肩关节疾病后期肩关节周围软组织广泛粘连导致的上肢外展、外旋、后伸活动受限。此外，肩功的练习对以颈椎为主的脊柱疾病也有积极的防治作用。

10. 夹脊功　夹脊功具有疏通督脉经气、增强内脏功能的作用。练习夹脊功能促进肩关节、胸大肌及腰背的活动，使主要分布于夹脊区的督脉、华佗夹脊穴和膀胱经得到调节，此外对腰背疼痛和内脏疾病也有较好的调治作用。

11. 胸功　胸功能改善胸背部的血液循环，可防治胸胁疼痛，预防与治疗乳腺炎、乳腺小叶增生、肩背疼痛等病症。膻中、夹脊前后呼应，能促使任督二脉的气血得到调整并使之活跃。针对胸闷气短，以及心区不适、疼痛等症状则更应注重预防和经常练习胸功。

12. 腹功（又称摩丹田）　腹部按摩能直接调整冲、任、督三脉的功能，能防治三脉本身的病变，另外，摩丹田也是一种很好的祛病保健方法。腹功作用于丹田，具有健脾益气、补益肝肾的作用，可以调整胃肠功能，促进消化吸收，有防治腹胀、便秘、便溏、腹泻、小便不利、夜尿频多、腰膝酸软等病症的作用，也有防治男性疾病和女子痛经、月经不调的作用。

13. 腰背功　松背揉脊能促进腰背部的血液循环，使诸阳脉的气血得到活跃，从而消除腰背部肌肉疲劳，同时能防治腰背疼痛、闭经、痛经及内脏疾病。摩擦尾闾可缓解腰脊和尾骶部的疼痛，对腹泻、痢疾、便血、便秘、痔疮、脱肛等胃肠病症有改善作用。拍田叩肾可以强化丹田和命门，培补元气，调节免疫功能，增强抗病能力。

14. 腿功　腿功的练习不仅可以活利关节，柔筋健骨，加强两腿韧带与肌肉的弹性，还能畅通经络，改善血液循环，具有壮腰固肾、强腿健足、防治关节炎的作用。

15. 腕功　腕功可以疏通经脉，活跃气血，调畅经络，有助于改善末梢血液循环，能够治疗手臂麻木、疼痛等病症。手腕部是原穴所在之处，通过旋转手腕可以激发手三阴经和手三阳经的原穴经气。原穴是人体原气经过和汇聚的部位，对五脏六腑之疾病均有积极的治疗作用。

16. 踝功　踝功可以改善足部末梢血液循环，激发和活跃足三阴经和足三阳经的原穴、气血，使经脉气血运行更加协调顺畅，从而起到防治腿足麻木、疼痛、拘挛的作用。

17. 擦涌泉　擦涌泉具有交通心肾、宁心安神、引血下行的功效，通过培补肾水，以滋阴潜阳、交通心肾、宁心安神，使水火既济，可防治头晕目眩、高血压、失眠、肾虚腰痛、腿软等病症，同时还能改善心脏功能，坚持练习方能巩固疗效。

18. 织布式　织布式是一种全身性的练习动作，腰腹部的活动量较大，因此练习织布式，可加强腰背功能，使腰酸背痛的症状得到缓解。另外，配合呼吸做前俯后仰锻炼，不仅可以吐故纳新，促进新陈代谢，还能调节呼吸系统功能，对呼吸系统疾病有积极的治疗作用。练习过程中两手的升降导引和脊背的伸展与放松，可使任督二脉得到调整和强化；腿部的牵拉疏导，可强化腿部关节、韧带和肌肉的功能，从而预防腰腿疼痛等病症的发生。

第五节　五禽戏

五禽戏是一种传统养生功法，"五"指模仿虎、鹿、熊、猿、鸟（鹤）五种动物的动作；"禽"指禽兽，古代泛指动物；"戏"在古代是指歌舞杂技之类的活动，在此特指功法练习的方式。相传，此功法是华佗在总结前人导引功法的基础上创造的，故又称"华佗五禽戏"。后世医家、养生家因师传之变异，或根据五禽戏基本原理不断发展变化，创编了众多的五禽戏套路。虽然各功法动作互异，且锻炼重点各有不同，但其基本精神大同小异。本节五禽戏的动作共有五戏，每戏两式，加预备式和收式共十二式。

一、五禽戏养生方法

（一）预备式

1. 两脚并拢，自然伸直；两手自然垂于体侧；胸腹放松，头项正直，下颌微收，舌抵上腭；目视前方。（图6－13）

2. 左脚向左平开一步，稍宽于肩，两膝微屈，松静站立；调息数次，意守丹田。

3. 肘微屈，两臂在体前向上、向前平托，掌心向上，与胸同高，配合吸气。（图6－14）

4. 两掌向内翻转，并缓慢下按于腹前，配合呼气。

重复3和4动作2遍后，两手自然垂于体侧。

（二）第一戏　虎戏

虎戏锻炼时要体现虎的威猛。神发于目，虎视眈眈；威生于爪，伸缩有力；神威并重，气势凌人。

1. 虎举

（1）接上式。两手掌心向下，十指撑开，再弯曲成虎爪状（虎爪：五指张开，指间关节屈曲内扣，虎口撑圆）；目视两掌。

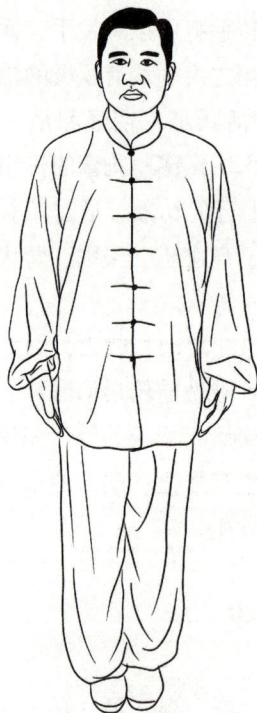

图6－13　预备式（1）　　　　图6－14　预备式（2）

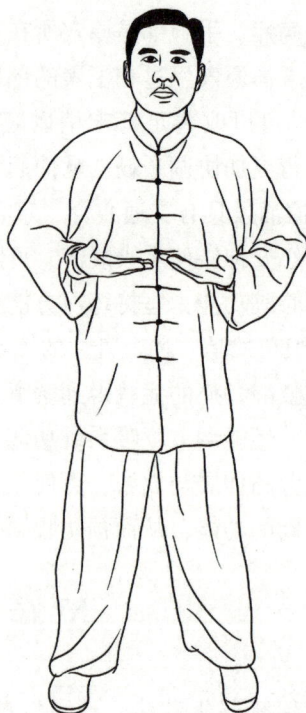

（2）随后，两手外旋，小指先弯曲，其余四指依次弯曲握拳，两拳沿体前缓慢上提，提至肩前时，十指撑开，举至头上方，掌心向上，十指再弯曲成虎爪状。

（3）两掌外旋握拳，拳心相对；目视两拳。

（4）两拳下拉，至肩前时，变掌下按，两掌沿体前下落至腹前，十指撑开，掌心向下；目视两掌。

重复1~4动作3遍后，两手自然垂于体侧；目视前方。

2. 虎扑

（1）接上式。两手握空拳，沿身体两侧上提至肩前上方。

（2）两手向上、向前划弧，十指弯曲成"虎爪"，掌心向下；同时上体前俯，挺胸塌腰；目视前方。（图6－15）

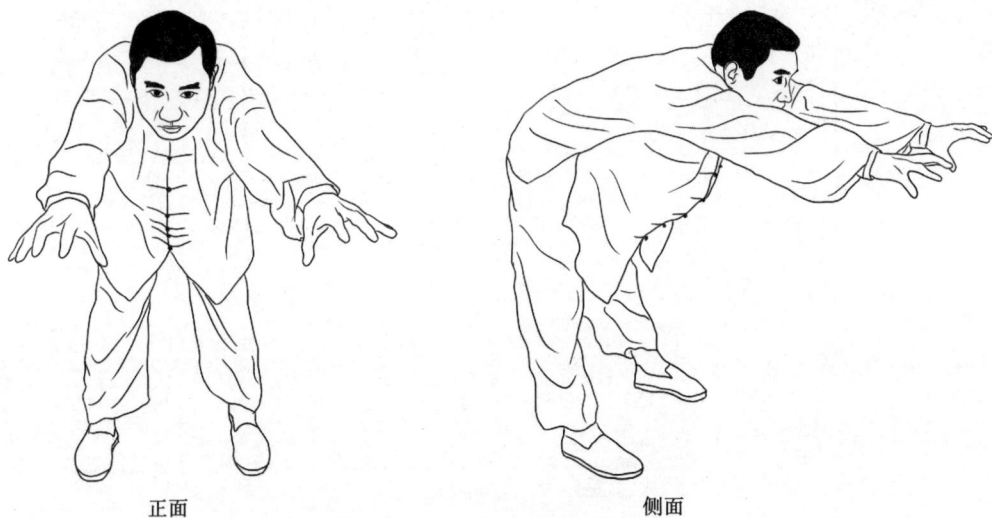

正面　　　　　　　　　　　　侧面

图6－15　虎扑

（3）两腿屈膝下蹲，收腹含胸；同时，两手向下划弧至两膝侧，掌心向下；目视前下方。随后，两腿伸膝，送髋，挺腹，后仰；同时，两掌握空拳，沿体侧向上提至胸侧；目视前上方。

（4）左腿屈膝提起，两手上举，左脚向前迈出一步，脚跟着地，右腿屈膝下蹲，呈左虚步；同时上体前倾，两拳变"虎爪"向前、向下扑至膝前两侧，掌心向下；目视前下方。随后上体抬起，左脚收回，开步站立；两手自然下落于体侧；目视前方。

5～8动作同1～4，但左右相反。

重复1～8动作1遍后，两掌向身体侧前方举起，与胸同高，掌心向上；两臂屈肘，两掌内合下按，自然垂于体侧；目视前方。

（三）第二戏　鹿戏

鹿喜挺身眺望，好角抵，运转尾闾，善奔走，通任督二脉。练习鹿戏时，动作要轻盈舒展，神态要安闲雅静。

1. 鹿抵

（1）接上式。两腿微屈，身体重心移至右腿，左脚经右脚内侧向左前方迈步，脚跟着地；同时，身体稍右转；两掌握空拳，向右侧摆起，拳心向下，高与肩平；目随手动，视右拳。（图6－16）

（2）身体重心前移；左腿屈膝，脚尖外展踏实；右腿伸直蹬实；同时，身体左转，两掌呈"鹿角"（鹿角：中指、无名指弯曲，其余三指伸直张开），向上、向左、向后划弧，掌心向外，左臂弯曲外展平伸，左肘抵靠左腰侧，右臂举至头前，向左后方伸抵，掌心向外；目视右脚跟。随后，身体右转，左脚收回，开步站立；同时两手向上、向右、向下划弧，两掌握空拳下落于体前；目视前下方。

3～4动作同1～2，但左右相反。

5～8动作同1～4，重复1～8动作1遍。

2. 鹿奔

（1）接上式。左脚向前跨一步，屈膝，右腿伸直，呈左弓步；同时，两手握空拳，向上、向

前划弧至体前，高与肩平，与肩同宽，拳心向下；目视前方。（图 6－17）

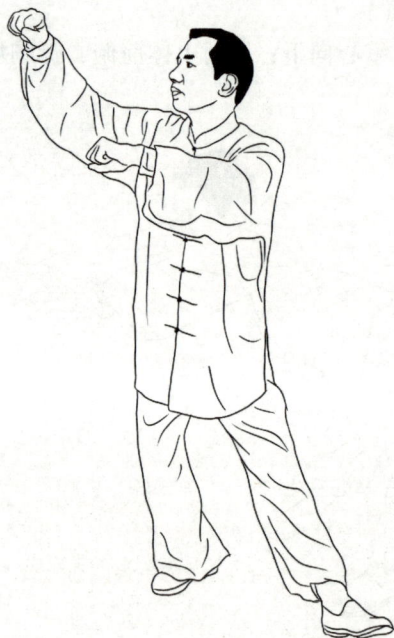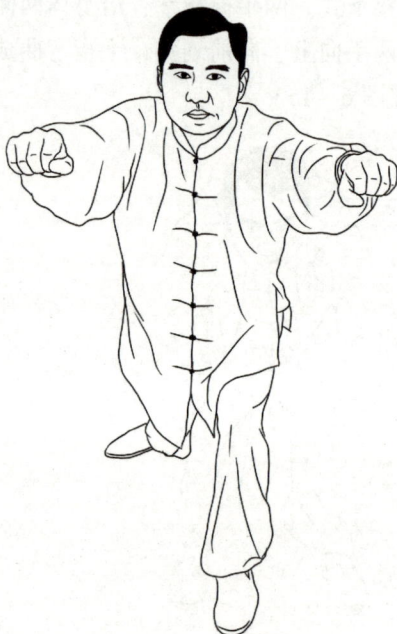

图 6－16　鹿抵　　　　　　　　　　图 6－17　鹿奔

（2）身体重心后移，左膝伸直，右腿屈膝；低头，弓背，收腹；同时，两臂内旋，两掌前伸，掌背相对，拳变"鹿角"。

（3）身体重心前移，上体抬起；右腿伸直，左腿屈膝，呈左弓步；松肩沉肘，两臂外旋，"鹿角"变空拳，高与肩平，拳心向下；目视前方。

（4）左脚收回，开步直立；两拳变掌，回落于体侧；目视前方。

5～8 动作同 1～4，但左右相反。

重复 1～8 动作 1 遍后，两掌向身体侧前方举起，与胸同高，掌心向上；屈肘，两掌内合下按，自然垂于体侧；目视前方。

（四）第三戏　熊戏

熊戏锻炼时要表现出熊憨厚沉稳、松静自然的神态。运式外阴内阳，外动内静，外刚内柔，以意领气，气沉丹田；步态外观笨重拖沓，其实笨中生灵，蕴含内劲，沉稳之中显灵敏。

1. 熊运

（1）接上式。两掌呈"熊掌"（熊掌：握空拳，大指压于食指指甲上，虎口撑圆），拳眼相对，垂手于下腹部；目视两拳。（图 6－18）

（2）以腰、腹为轴，上体做顺时针摇晃；同时，两拳随之沿右肋部、上腹部、左肋部、下腹部画圆；目随上体摇晃环视。

3～4 动作同 1～2，但左右相反，上体做逆时针摇晃，两拳随之画圆。做完最后一动，两拳变掌下落，自然垂于体侧；目视前方。

2. 熊晃

（1）接上式。身体重心右移；左髋上提，牵动左脚离地，再微屈左膝；两掌握空拳成"熊掌"；目视左前方。

（2）身体重心前移；左脚向左前方落地，全脚掌踏实，脚尖朝前，右腿伸直，呈左弓步；身

体右转，左臂内旋前靠，左拳摆至左膝前上方，拳心向下；右掌摆至体后，拳心朝后；目视左前方。（图6-19）

（3）身体左转，重心后坐；右腿屈膝，左腿伸直；拧腰晃肩，带动两臂前后弧形摆动；右拳摆至左膝前上方，拳心朝右；左拳摆至体后，拳心朝后；目视左前方。

（4）身体右转，重心前移；左腿屈膝，右腿伸直；同时，左臂内旋前靠，左拳摆至左膝前上方，拳心朝左；右掌摆至体后，拳心朝后；目视左前方。

5~8动作同1~4，但左右相反。

重复1~8动作1遍后，左脚上步，开步站立；同时，两手自然垂于体侧。两掌向身体侧前方举起，与胸同高，掌心向上；屈肘，两掌内合下按，自然垂于体侧；目视前方。

（五）第四戏　猿戏

猿生性好动，机智灵敏，善于纵跳，折枝攀树，躲躲闪闪，永不疲倦。习练猿戏，外练肢体的轻灵敏捷度，欲动则如疾风闪电，迅敏机警；内练精神的宁静，欲静则似静月凌空，万籁无声，从而达到"外动内静""动静结合"的状态。

1. 猿提

（1）接上式。两掌在体前，手指伸直分开，再捏紧成"猿钩"（猿钩：五指并拢，屈腕）。

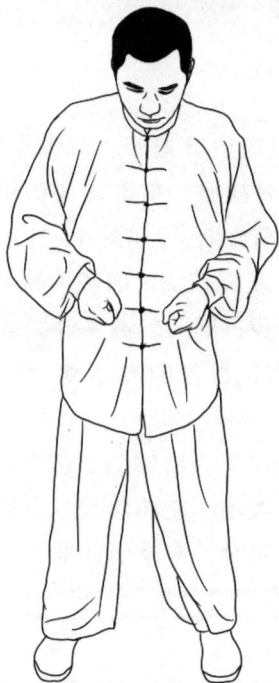
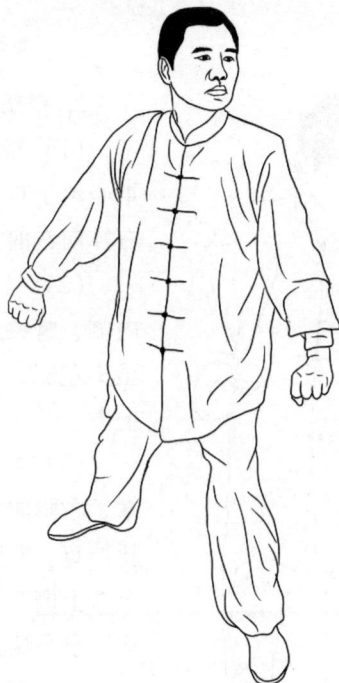

图6-18　熊运　　　　　　　　　　　图6-19　熊晃

（2）两掌呈"猿钩"状上提至胸，两肩上耸，收腹提肛；同时，脚跟提起，头向左转；目随头动，视身体左侧。（图6-20）

（3）头转正，两肩下沉，松腹落肛，脚跟着地；"猿钩"变掌，掌心向下；目视前方。

（4）两掌沿体前下按落于体侧；目视前方。

5~8动作同1~4，但头向右转。

重复1~8动作1遍。

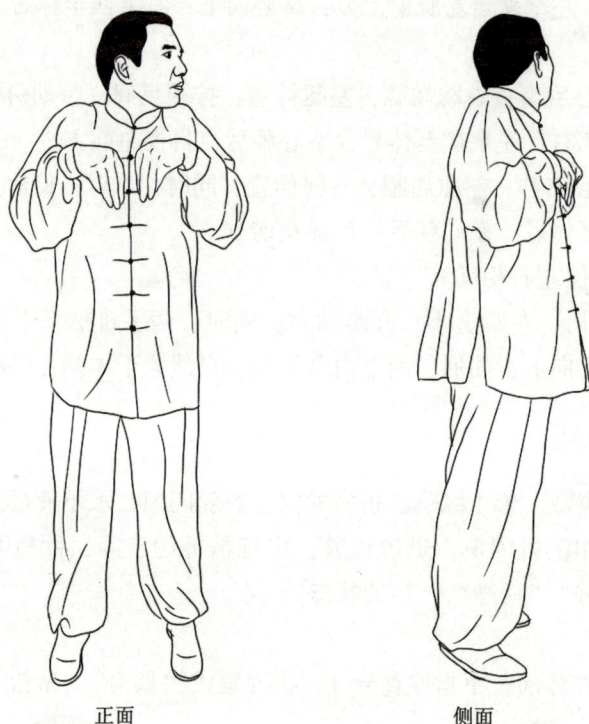

正面   侧面

图 6-20 猿提

2. 猿摘

（1）接上式。左脚向左后方退步，脚尖点地，右腿屈膝，重心落于右腿；同时，左臂屈肘，左掌呈"猿钩"收至左腰侧；右掌向右前方自然摆起，掌心向下。（图 6-21）

（2）身体重心后移；左脚踏实，屈膝下蹲，右脚收至左脚内侧，脚尖点地，呈右丁步；同时，右掌经腹前向左上方划弧至头左侧，掌心对太阳穴；目先随右掌动，再转头注视右前上方。

（3）右掌内旋，掌心向下，沿体侧下按至左髋侧；目视右掌。右脚向右前方迈出一大步，左腿蹬伸，身体重心前移；右腿伸直，左脚脚尖点地；同时，右掌经体前向右上方划弧，举至右上侧变"猿钩"，稍高于肩；左掌向前、向上伸举，屈腕撮钩，呈采摘式；目视左掌。

（4）身体重心后移；左掌由"猿钩"变为"握固"（握固：拇指屈曲，指端压于无名指根部，其余四指握拳）；右手变掌，自然回落于体前，虎口朝前。随后，左腿屈膝下蹲，右脚收至左脚内侧，脚尖点地，呈右丁步；同时，左臂屈肘收至左耳旁，掌指分开，掌心向上，呈托桃状；右掌经体前向左划弧至左肘下捧托；目视左掌。

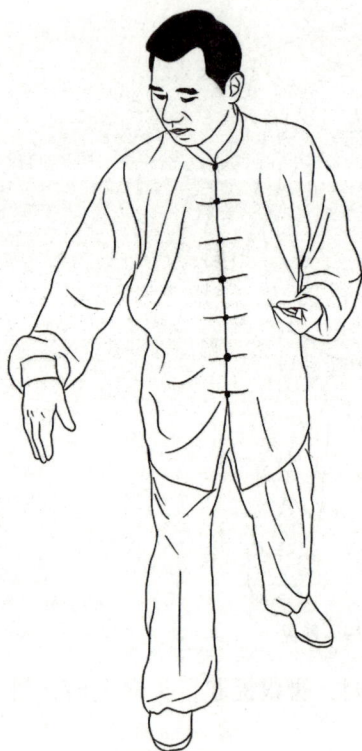

图 6-21 猿摘

5~8 动作同 1~4，但左右相反。

重复 1~8 动作 1 遍后，左脚向左横开一步，两腿直立；同时，两手自然垂于体侧。两掌向身体侧前方举起，与胸同高，掌心向上；屈肘，两掌内合下按，自然垂于体侧；目视前方。

（六）第五戏 鸟戏

鸟戏取形于鹤。鹤是轻盈安详的鸟类，人们提及它时往往取意它的健康长寿。习练时，要表现出鹤昂然挺拔、悠然自得的神韵，效仿鹤翅飞翔，抑扬开合。两臂上提，伸颈运腰，真气上引；两臂下合，含胸松腹，气沉丹田。活跃周身经络，灵活四肢关节。

1. 鸟伸

（1）接上式。两腿微屈下蹲，两掌在腹前相叠。

（2）两掌向上举至头前上方，掌心向下，指尖向前；同时，两膝伸直，身体微前倾，提肩，缩项，挺胸，塌腰；目视前下方。（图6-22）

（3）两腿微屈下蹲；同时，两掌相叠下按至腹前；目视两掌。

（4）身体重心右移；右腿蹬直，左腿伸直向后抬起；同时，两掌左右分开，呈"鸟翅"（鸟翅：五指伸直，中指、无名指下低，其余三指背伸），向体侧后方摆起，掌心向上；抬头，伸颈，挺胸，塌腰；目视前方。

5~8动作同1~4，但左右相反。

重复1~8动作1遍后，右脚下落，两脚开步站立，两手自然垂于体侧；目视前方。

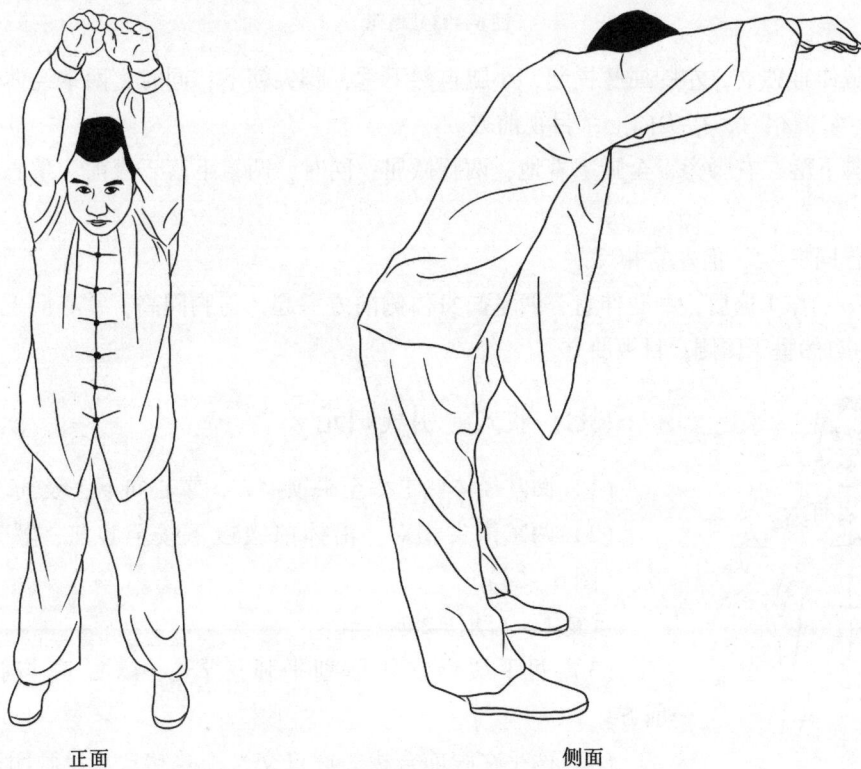

正面　　　　侧面

图6-22 鸟伸

2. 鸟飞

接上式。两腿微屈；两掌放置于腹前，手指相对，掌心向上；目视前下方。（图6-23a）

（1）右腿伸直独立，左腿屈膝提起，小腿自然下垂，脚尖朝下；同时，两掌呈展翅状，在体侧向上平举，稍高于肩，掌心向下；目视前方。（图6-23b）

（2）左脚下落在右脚旁，脚尖着地，两腿微屈；同时，两掌下落于腹前，掌心相对；目视前下方。

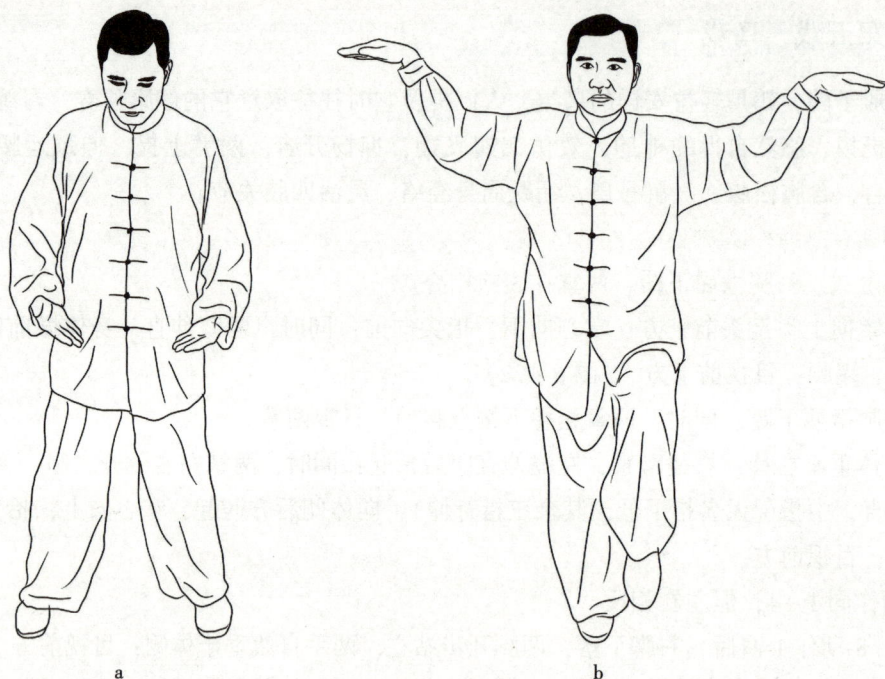

图 6-23 鸟飞

（3）右腿伸直独立，左腿屈膝提起，小腿自然下垂，脚尖朝下；同时，两掌经体侧，向上举至头顶上方，掌背相对，指尖向上；目视前方。

（4）左脚下落在右脚旁，全脚掌着地，两腿微屈；同时，两掌下落于腹前，掌心相对；目视前下方。

5~8 动作同 1~4，但左右相反。

重复 1~8 动作 1 遍后，两腿伸直，两掌向身体侧前方举起，与胸同高，掌心向上；屈肘，两掌内合下按，自然垂于体侧；目视前方。

（七）收式 引气归元

（1）两掌经体侧上举至头顶上方，掌心向下，吸气。

（2）两掌指尖相对，沿体前缓慢下按至腹前，呼气；目视前方。（图 6-24）

重复 1~2 动作 2 遍。

（3）两手缓慢在体前划平弧，掌心相对，高与脐平；目视前方。

（4）两手在腹前合拢，虎口交叉，叠掌；双目微闭静养，调匀呼吸，意守丹田。

（5）数分钟后，两眼慢慢睁开，两手合掌在胸前搓擦至热。

（6）掌贴面部，上下摩擦，浴面 3~5 遍。

（7）两掌沿头顶、耳后、胸前下落，自然垂于体侧；目视前方。

（8）左脚提起向右脚并拢，前脚掌先着地，随之全脚踏实，恢复成预备式；目视前方。

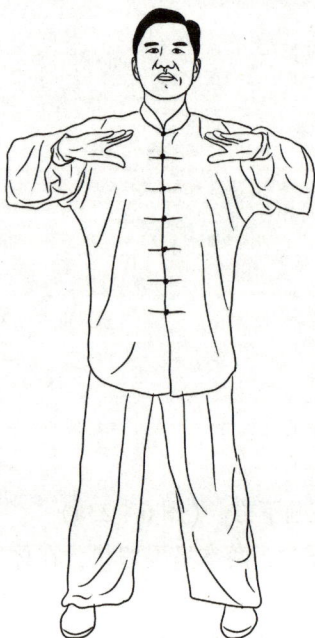

图 6-24 引气归元

二、五禽戏呼吸与意念要求

练功前先调匀呼吸，在每一戏锻炼过程中，呼吸要自然平稳，不可张口喘息，宜采用腹式呼吸。意守丹田，排除杂念，意想脐下小腹部，有助于形成腹式呼吸，做到上虚下实。

练习五禽戏必须把握好"形、神、意、气"四个方面。"形"，即练功时的姿势，要根据动作名称的含义，做出与之相适应的动作造型，动作到位，合乎规范，努力做到"演虎像虎，学熊似熊"。"神"，即神态、神韵，习练功法应当做到"惟神是守"。"意"，即意念、意境，在习练过程中，要尽可能排除不利于身体健康的情绪和思想，使思想集中，排除杂念，做到心静神凝。"气"，即对呼吸的锻炼，也称调息，习练者应有意识地调整呼吸。练习功法时要注意动作和呼吸、意识、神韵相结合，充分理解动作的内涵和意境，真正达到"形神兼备、内外合一"。

三、五禽戏养生作用

1. 虎戏

（1）虎举，两掌举起，吸入清气，两掌下按，呼出浊气。一升一降，疏通三焦气机，调理三焦功能。手由"虎爪"变拳，可增强握力，改善上肢远端关节的血液循环。

（2）虎扑，引腰前伸，增加了脊柱各关节的柔韧性和伸展度，可使脊柱保持正常的生理弧度；脊柱运动能增强腰部肌肉力量，对常见的腰部疾病有防治作用；脊柱的前后伸展折叠，牵动任督二脉，可以起到调理阴阳、疏通经络、活跃气血的作用。

2. 鹿戏

（1）鹿抵，尾闾运转，可起到强腰补肾、强筋健骨的功效，从而预防腰部常见疾病的发生。

（2）鹿奔，两臂内旋前伸，肩、背部肌肉得到牵拉，对颈肩综合征、肩关节周围炎等病有防治作用；重心后坐，意在疏通督脉经气，具有振奋全身阳气的作用。

3. 熊戏

（1）熊运，活动腰部关节和肌肉，可防治腰肌劳损及软组织损伤；腰腹转动，两拳画圆，引导内气运行，可加强脾胃的运化功能；运用腰腹摇晃，对消化器官进行体内按摩，可防治消化不良、腹胀纳呆、便秘、腹泻等病症。

（2）熊晃，身体晃动，意在两胁，可以调理肝脾；提髋行走，加上落步的微震，可增强髋关节周围肌肉的力量，提高平衡能力，有助于防治下肢无力、髋关节损伤、膝痛等病症。

4. 猿戏

（1）猿提，"猿钩"的快速变化，可增强神经－肌肉反应的灵敏性；两掌上提时，缩项，耸肩，团胸吸气，挤压胸腔和颈部血管，两掌下按时，伸颈，沉肩，松腹，扩大胸腔体积，可增强呼吸功能，按摩心脏，改善脑部供血；提踵直立，可增强腿部力量，提高身体平衡能力。

（2）猿摘，眼神的左顾右盼，有利于颈部运动，从而促进脑部血液循环；模拟猿猴在采摘桃果时的愉悦心情，可减轻大脑神经系统的紧张度，对神经紧张、精神忧郁等疾病有防治作用。

5. 鸟戏

（1）鸟伸，两掌上举吸气，扩大胸腔，两手下按，气沉丹田，呼出浊气，可加强肺的吐故纳新功能，增加肺活量，治疗慢性支气管炎、肺气肿等病症；两掌上举，作用于大椎和尾闾，使督脉得到牵动，两掌后摆，身体呈反弓状，任脉得到拉伸，这种松紧交替的练习，可疏通任督二脉经气。

（2）鸟飞，两臂的上下运动可改变胸腔容积，若配合呼吸运动，可起到按摩心肺的作用，从而增强血氧交换能力；提膝独立，可提高人体平衡能力。

第六节 易筋经

易筋经的"易"为改变的意思，"筋"泛指筋脉、肌肉、筋骨，"经"指方法。易筋经锻炼时视个人情况选练其中几势或全套动作，但必须循序渐进，持之以恒。练习的时间和强度要因人而异，一般每日一次，每次练至微微汗出为宜。易筋经有十二势：韦驮献杵、横胆降魔杵、掌托天门、摘星换斗、倒拽九牛尾、出爪亮翅、九鬼拔马刀、三盘落地、青龙探爪、卧虎扑食、打躬击鼓、掉尾摇头。

一、易筋经养生方法

（一）第一势 韦驮献杵

1. **预备式** 身体站立，全身放松；头正如顶物，双目平视前方，沉肩垂肘，含胸拔背，收腹直腰，两手自然下垂，并步直立，两足相靠；面容端正，精神内守，呼吸平和（以下各势的预备式均与此相同）。（图6-25）

2. **合掌当胸** 左脚向左跨一步，与肩同宽，脚尖内扣；双臂徐徐外展，与肩齐平，掌心向下；旋腕掌心向前，缓慢合掌，屈肘旋臂，转腕内收，指尖向上。（图6-26）

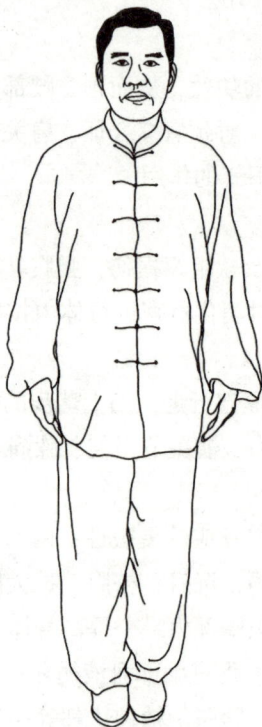

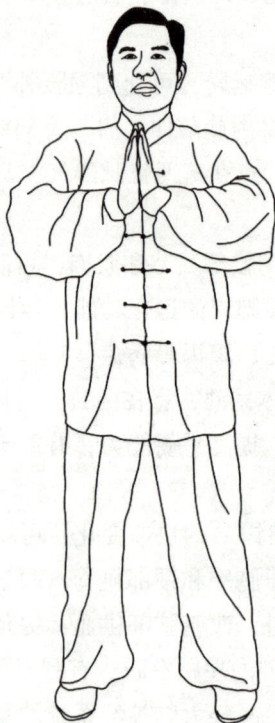

图6-25 预备式   图6-26 合掌当胸

3. **旋腕对胸** 前臂与两手腕内旋，带动指尖斜向内指向天突穴（天突穴位于胸骨上窝中央凹陷处）。（图6-27）

4. **拱手抱球** 缓缓旋转前臂，至双手直立，两手臂向左右缓缓拉开，双手在胸前呈抱球状；沉肩垂肘，十指微曲，掌心相对，两掌相距约15cm；两目平视，意守两手劳宫穴之间。（图6-28）

5. **收式** 先深吸气，然后慢慢呼出，同时两手下落于体侧，收左脚，并步直立。

（二）第二势　横胆降魔杵

1. 预备式　同第一势。

2. 两手下按　左脚向左分开，与肩同宽，两手上举，然后于体侧下按，掌心向下，手指向前。

3. 翻掌上提　两手同时翻掌，掌心向上，上提至胸前（图6-29），缓缓向前推出，高与肩平。

4. 双手横担　双手向两侧分开，两臂平直，掌心向上，双手呈一字形，旋腕翻掌，掌心向下；两膝伸直，脚跟提起，脚趾抓地，身体略前倾，两下肢挺直内夹，伫立不动；两目圆睁，意念停留在双手的劳宫穴上。（图6-30）

5. 收式　先深吸气，然后慢慢呼出，呼气时两手慢慢下落，同时脚跟着地，收左脚，并步直立。

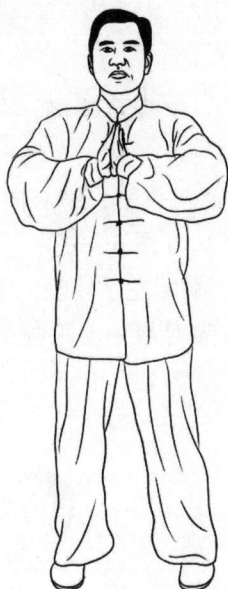

图6-27　旋腕对胸

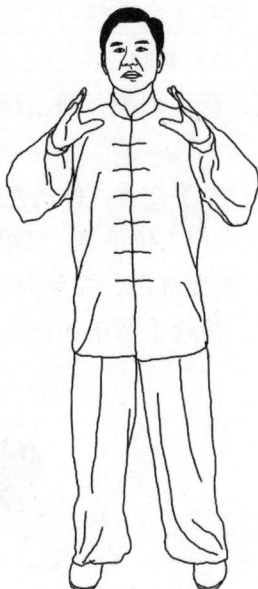

图6-28　拱手抱球

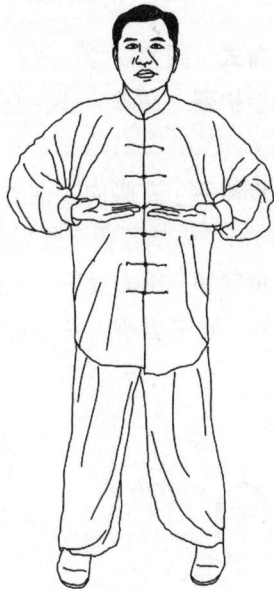

图6-29　翻掌上提

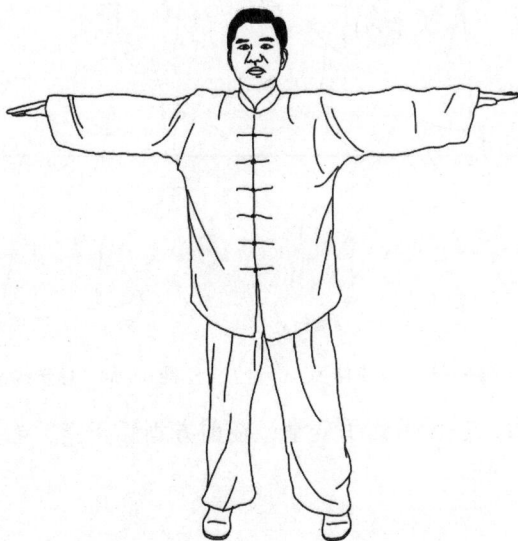

正面

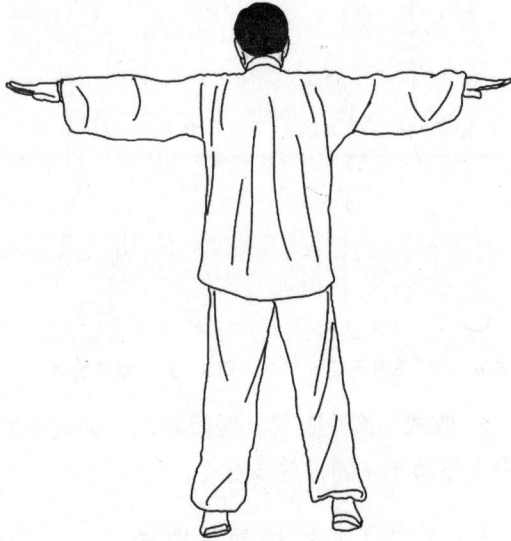

背面

图6-30　双手横担

（三）第三势　掌托天门

1. 预备式　同第一势。

2. 提掌平胸　左脚向左跨一步，与肩同宽，凝神静气片刻；两手掌心向下，手指相对，缓缓上提至胸前。

3. 翻掌上托　旋腕翻掌，掌心向上，两臂上举，托举过头。切勿过仰。

4. 掌托天门　四指并拢，拇指外分，两虎口相对，对向天门，两手臂用暗劲上托；两目仰视掌背；脚跟上提，脚尖着地，用力贯穿两下肢及腰胁部。（图6-31）

5. 收式　两掌变拳，拳背向前，上肢用力将两拳缓缓收至腰部，配合呼吸，先深吸气，随着动作下落慢慢呼出；两手自然下垂，脚跟缓缓着地，收左脚并步直立。

（四）第四势　摘星换斗

1. 预备式　同第一势。

2. 握拳护腰　左脚分开，与肩同宽，两手握拳，拇指握于掌心，上提至腰侧，拳心向上。（图6-32）

3. 弓步伸手　左脚向左前方跨弓步，左手变掌，伸向左前方，高与头平，掌心向上，目视左手；同时右手以拳背覆于腰后命门穴（命门穴位于第二腰椎棘突下）。（图6-33）

4. 虚步钩手　重心后移，上体右转，右腿屈膝，左手向右平摆，眼随左手转动；上体左转，左脚稍收回，呈左虚步；左手随体左摆，并钩手举于头前上方，钩尖对眉中，眼视钩手掌心。（图6-34）

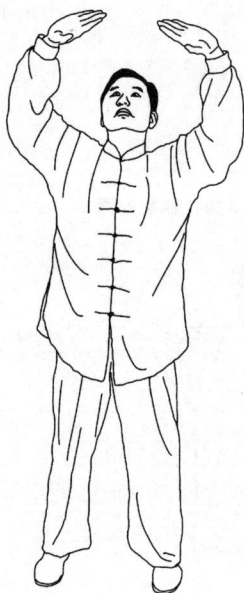

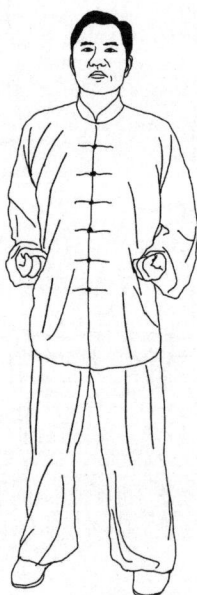

图6-31　掌托天门　　　图6-32　握拳护腰　　　图6-33　弓步伸手　　　图6-34　虚步钩手

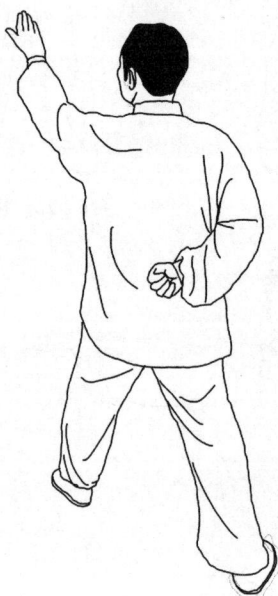

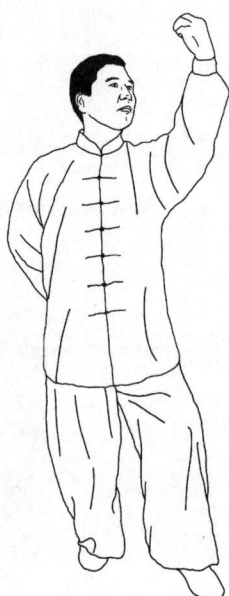

5. 收式　徐徐吸气，缓缓呼出，同时左脚收回，左手由钩手变掌，在前方划弧下落，右手由拳变掌落于体侧，并步直立。

（五）第五势　倒拽九牛尾

1. 预备式　同第一势。

2. 马步擎手　左脚向左跨一大步，略宽于肩；两手从两侧举至过头，掌心相对；屈膝下蹲，两掌变拳，下落插至两腿间，拳背相对。（图6-35）

3. 左右分推　两拳提至胸前，由拳变掌，左右分推；坐腕伸臂，掌心向外，两臂撑直。（图6-36）

4. 倒拽九牛　两腿呈左弓步；两掌变拳，左手划弧至前，屈肘呈半圆状，外旋用力向左拉，拳高不过眉；双目注拳，肘不过膝，膝不过脚尖；右手划弧至体后，右臂内旋反向用劲（图6-37）；上体前俯至胸部靠近大腿，再直腰后仰，其他姿势不变。

5. 收式　先深吸气，然后慢慢吐气，同时左脚收回，双手由拳变掌，下落于体侧，并步直立。

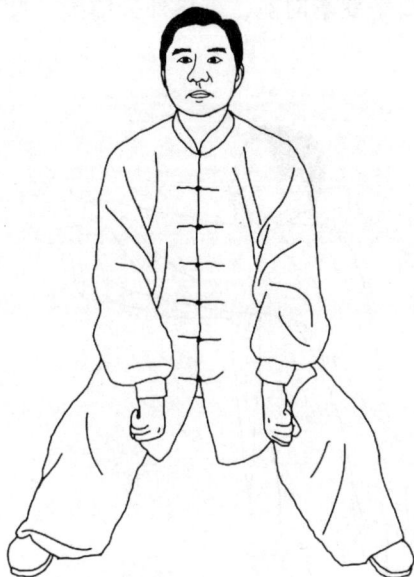

图6-35　马步擎手

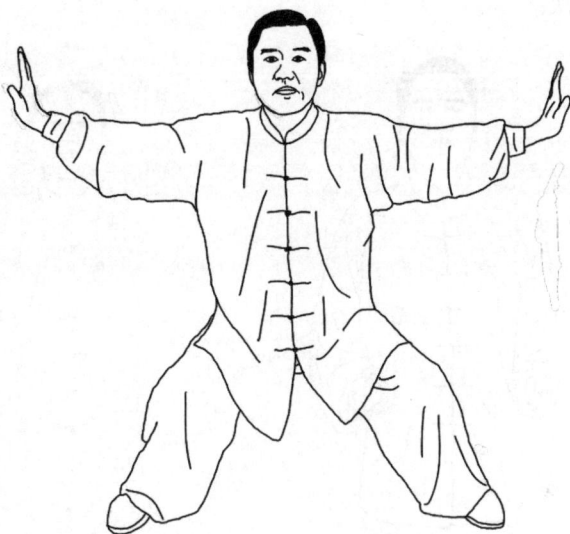

图6-36　左右分推

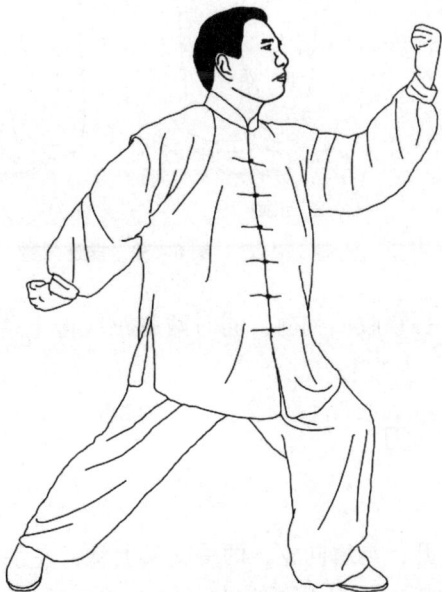

图6-37　倒拽九牛

（六）第六势　出爪亮翅

1. 预备式　同第一势。

2. 握拳护腰　并步直立，两腿并拢，两手握拳，拇指握固于拳心，拳心向上，握拳护腰。（图6－38）

3. 提掌前推　两拳上提至胸前，由拳变掌前推，掌心向上，手指向前，两臂伸直，高与肩平。

4. 提踵亮翅　肘挺直，转掌心向下，腕尽力背伸，坐腕翘指，十指外分，力贯掌指，目视指端，头如顶物，挺胸收腹；同时上提脚跟，两腿挺直（图6－39）；随吸气，双手用力握拳收回至胸前侧，同时缓慢落踵；再提踵，随呼气，双手由拳变掌向前，十指外分前推。共做7次。

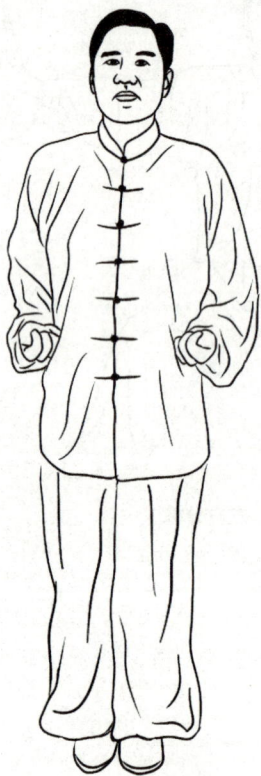 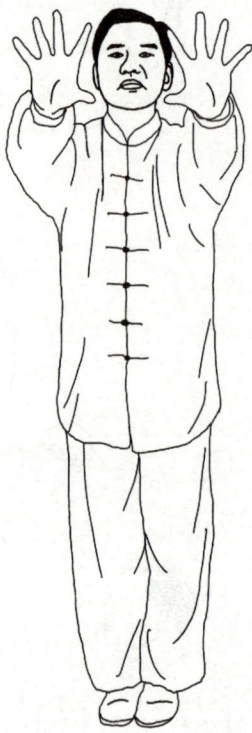 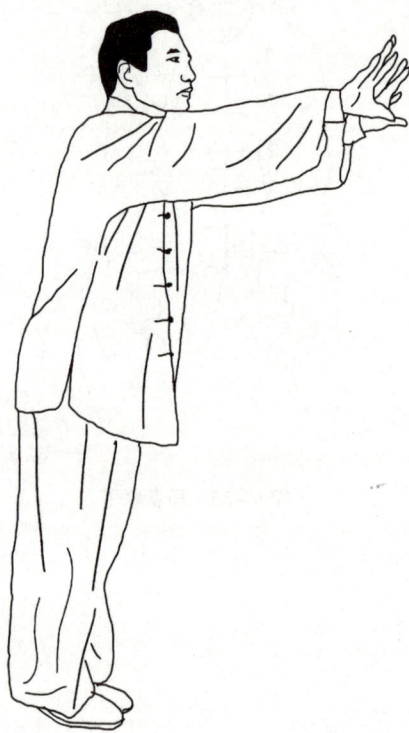

正面　　　　　　　　侧面

图6－38　握拳护腰　　　　　图6－39　提踵亮翅

5. 收式　先深吸气，双手握拳收回胸前，同时两脚跟缓慢下落；然后慢慢呼出，双拳变掌，缓缓下落于体侧。

（七）第七势　九鬼拔马刀

1. 预备式　同第一势。

2. 交叉上举　左脚向左分开，与肩同宽，两手交叉上举，左手在前，右手在后。（图6－40）

3. 上托下按　两手同时旋腕，左手掌心向上，用力上托过头，右手掌心向下，并在右侧下按。（图6－41）

4. 臂项相争　右手屈肘，按住头后枕部，左手向后，尽力上提，至右侧肩胛骨下部，掌心前按，紧贴背部；右手掌前按，肘向后展，头项用力后仰，臂项相争用力，目视前方（图6-42），然后身体充分向左拧转，目视左前方。

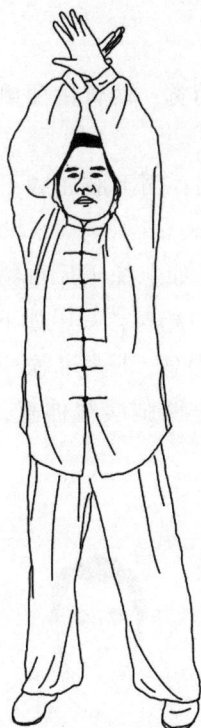
图6-40　交叉上举

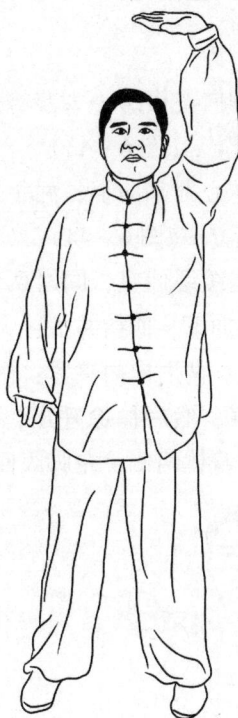
图6-41　上托下按

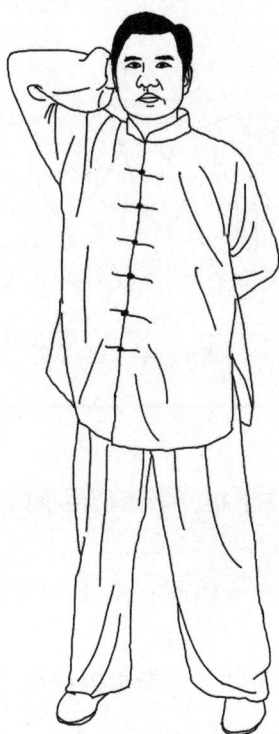
正面

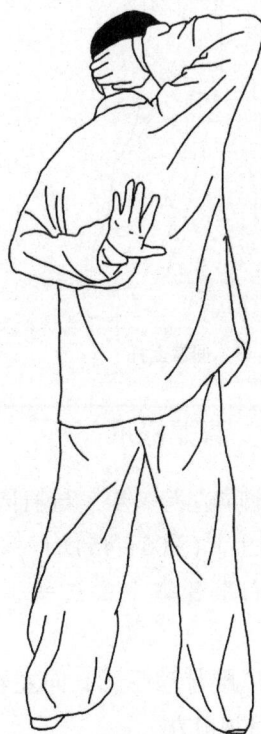
背面

图6-42　臂项相争

5. 收式　双手同时撤力，身体转正，两臂侧平举，掌心向下；深吸一口气，徐徐呼出，同时两手下落置于身体两侧；左脚收回，并步直立。

（八）第八势　三盘落地

1. 预备式　同第一势。

2. 仰掌上托　左脚向左横跨一大步，两脚间距比肩稍宽；两臂由两侧向前，仰掌上举，两臂伸直，与肩相平、同宽。（图6-43）

3. 马步下蹲　两掌心翻掌向下，两手掌内旋，肘外展；两下肢屈膝下蹲成马步，两手掌下按，悬空于膝部外侧上方。（图6-44）

4. 三盘落地　两腿缓缓伸直，同时两掌心翻转向上，如上托千斤重物，至与肩平；再屈膝下蹲，同时两掌心翻转向下，四指并拢，大拇指分开，虎口相对，双手如下按水上浮球，悬于膝部外侧上方，上身正直，两肘向内夹紧；两目圆睁，闭口平息，反复3次。

5. 收式　先深吸气，然后徐徐呼出，身体缓缓直立，两腿缓缓伸直，两掌上托至与肩平，再翻转向下，徐徐落至身体两侧；左脚收回，并步直立。

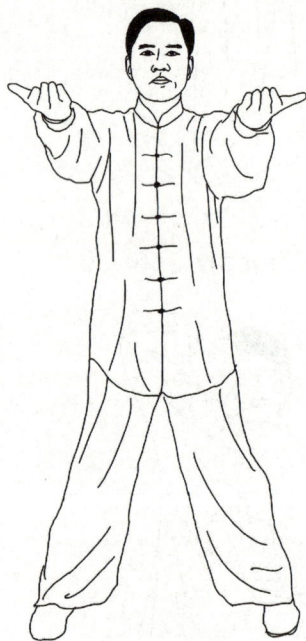

图6-43　仰掌上托　　　　　　　　　　　　图6-44　马步下蹲

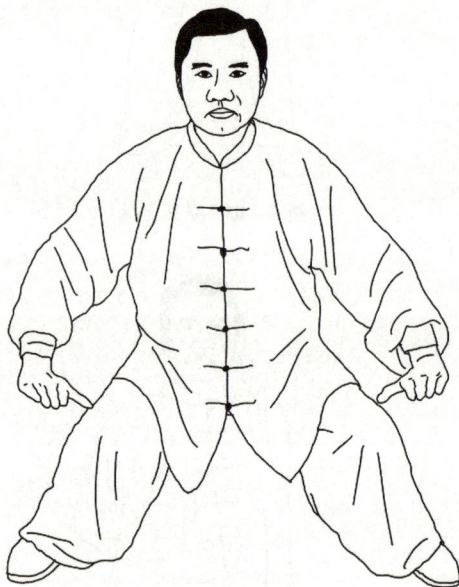

（九）第九势　青龙探爪

1. 预备式　左脚向左跨一步，与肩同宽。双手握拳上提，拳面抵住章门穴（章门穴位于第十一肋端），拳心向上。（图6-45）

2. 侧身俯腰　右拳变掌上举过头，掌心向左，侧身俯腰；左手握拳抵住章门穴不变。（图6-46）

3. 转腰变爪　以腰带动手臂，向左转体，右手四指并拢，拇指内扣按于掌心，掌心向下，右臂向左侧伸展；目视前方。

4. 青龙探爪　上身向左前方下俯，右手随势下探至左脚正前方，双膝挺直，脚跟不得离地；抬头目视前方。（图6-47）

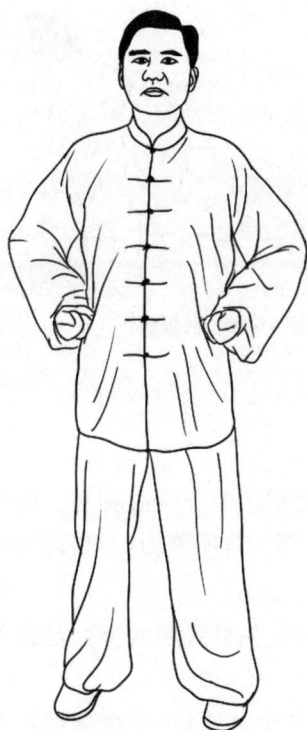

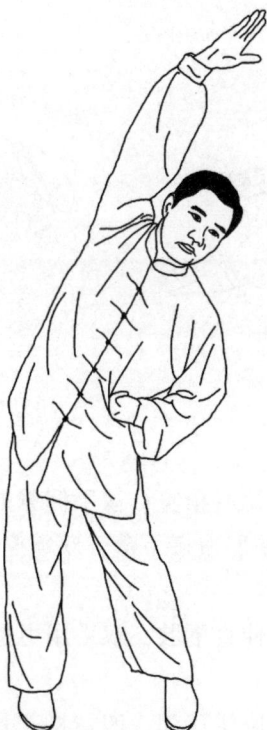

图6-45 预备式　　　图6-46 侧身俯腰　　　图6-47 青龙探爪

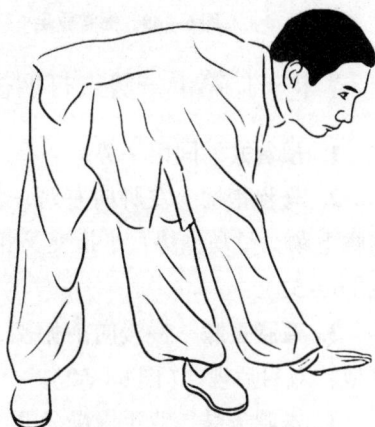

5. 收式　先深吸气，然后徐徐呼出，屈膝下蹲呈马步势，同时身体转正，右手随之变掌，围绕膝关节划弧，左手由拳变掌，双手落于身体两侧；身体缓缓直立，左脚收回。

（十）第十势　卧虎扑食

1. 预备式　同第一势。

2. 弓步探爪　左脚向前迈一大步，右腿蹬直，呈左弓箭步；双手由腰侧向前做扑伸动作，手与肩同高，掌心向前，坐腕，手呈虎爪状，前扑动作刚劲有力，如饿虎状。（图6-48）

3. 撑掌叠足　双手直掌撑地至左脚两侧，指端向前；收左脚于右脚跟上，呈跟背相叠状；身体向后收回，提臀，双脚踏紧，臀高背低，胸腹收紧，双臂伸直，头夹于两臂之间，蓄势待发。（图6-49）

4. 前探偃还　头、胸、腹、腿依次紧贴地面，呈弧形向前探送，至两臂撑直，抬头挺胸，沉腰收臀，双目前视（图6-50）；再由腿、腹、胸、头依次紧贴地面，呈弧形向后收回，至臀高背低位，蓄势收紧；于臀高背低位时，更换左右脚位置。如前起伏往返操作。

5. 收式　于臀高背低位时，先深吸气，然后徐徐呼出；右脚从左脚跟上落下，向前迈半步，左脚跟上半步，两脚呈并步，缓缓起身，双手收回于身体两侧。

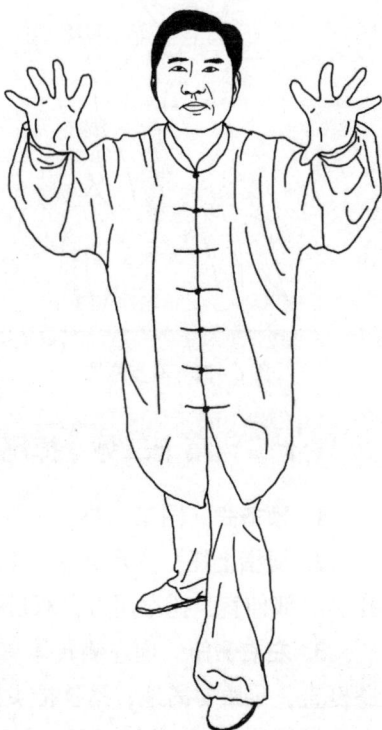

图6-48 弓步探爪

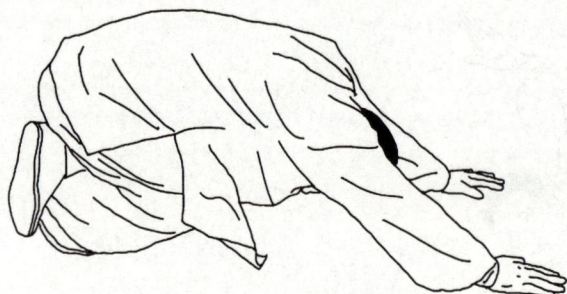

图6-49　撑掌叠足

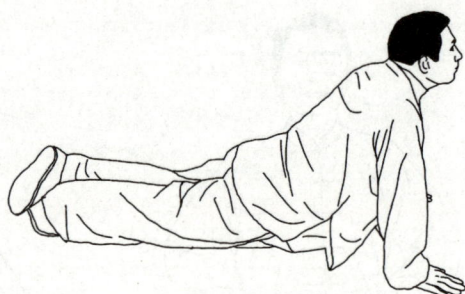

图6-50　前探偃还

（十一）第十一势　打躬击鼓

1. 预备式　同第一势。

2. 马步抱枕　左脚向左跨一大步，比肩稍宽；双手仰掌外展，上举至头，掌心相对，同时屈膝下蹲，呈马步势；十指交叉相握，屈肘缓慢下落，双掌抱于头枕部，与项争力；双目前视。（图6-51）

3. 弯腰直膝　慢慢向前俯腰，同时伸直下肢，双手用力抱于枕后，头低伸至胯下，足跟不离地；双目后视。（图6-52）

4. 击鸣天鼓　双手慢慢分开，掌心掩住耳郭，四指按于枕骨（玉枕穴处）；食指从中指滑落，弹击天鼓，耳内可闻及"咚咚"响声，共击24次。（图6-53）

5. 收式　先深吸气，随势伸直腰部；再缓缓呼气，双手同时从枕部变掌心向下，落于身体两侧；收回左脚，并步直立。

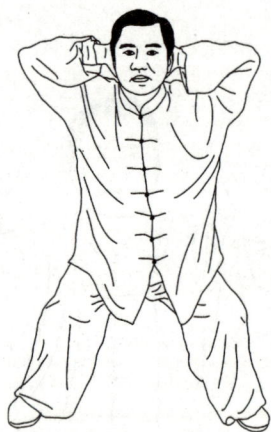

图6-51　马步抱枕

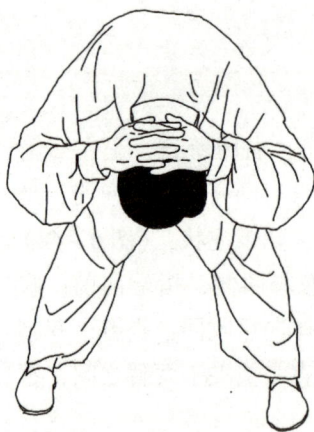

图6-52　弯腰直膝

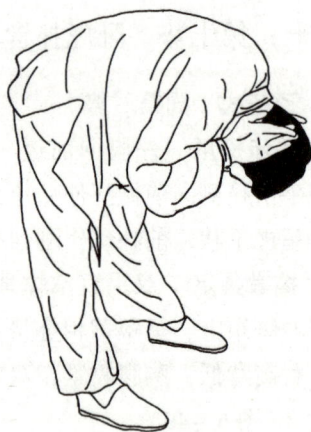

图6-53　击鸣天鼓

（十二）第十二势　掉尾摇头

1. 预备式　同第一势。

2. 握指上托　并步直立，双手十指交叉握于小腹前，掌心向下提于胸前，旋腕翻掌心上托，托至肘部伸直，托举用力；双目平视。（图6-54）

3. 左右侧俯　向左侧转体90°，随势向左前方俯身，双掌推至左脚外侧，掌心尽量贴地，双膝挺直，足跟勿离地，昂首抬头，目视左前方；上身由原路返回，身体转正，双手随势上托；再向右侧转体90°，随势向右前方俯身，双掌推至右脚外侧，掌心尽量贴地，昂首抬头，目视右前方；上身再原路返回，身体转正，双手随势上托。（图6-55）

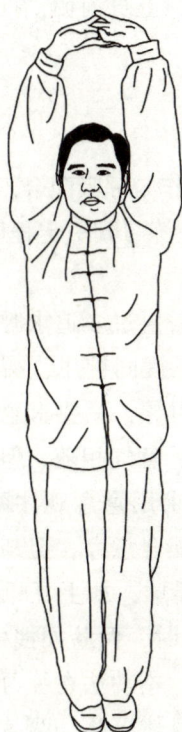

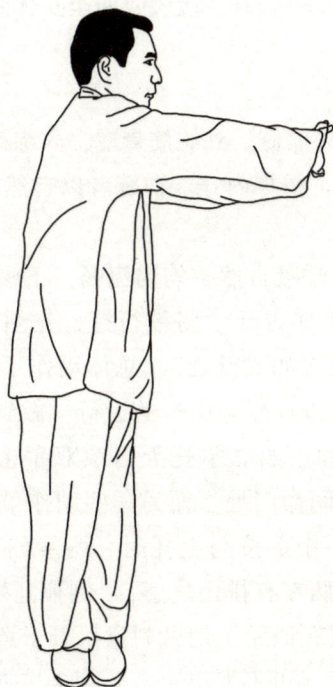

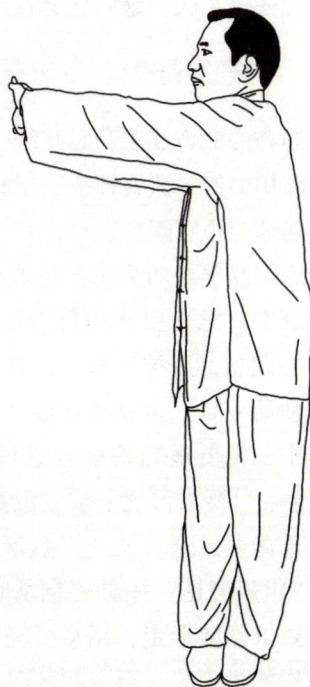

图6－54　握指上托　　　　　　　　左面　　　　　　　　　　　　　　右面

图6－55　左右侧俯

4. 后仰前俯　双手臂、头、脊背极力后仰，双膝微屈，足不离地，全身尽力绷紧，犹如拉紧弓弦，两目上视，呼吸自然，切勿屏气；再俯身向前，随势掌心向下，推掌至两脚正前方，掌心尽量紧贴地面，昂首抬头，目视前方，下肢挺直，足跟不离地。（图6－56）

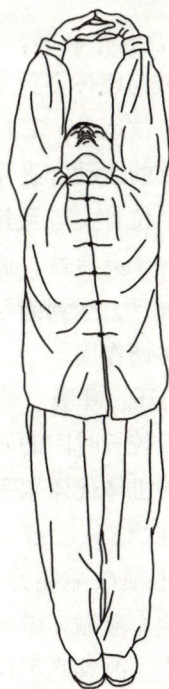

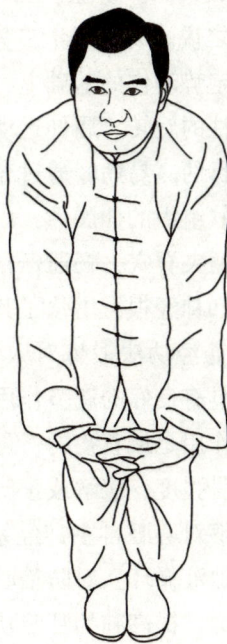

后仰　　　　　　　　　　　前俯

图6－56　后仰前俯

5. 收式 配合呼吸，深吸气时，上身伸直，提掌至小腹前；深呼气时，上身前俯，推掌至地，如此往返 4 次。最后起身直腰，双手分开，缓缓收回至身体两侧。

二、易筋经呼吸与意念要求

易筋经的锻炼在于身心并练，内外兼修。外练筋骨皮，内练精气神，动作与呼吸配合，并采用静止性用力的方法，神态安宁祥和，精神内守。初练者以自然呼吸为宜，练习到一定程度后，动作可逐渐与呼吸配合。

在练习易筋经时要求形体放松，呼吸自然，均匀流畅，不喘不滞，不需要过多追求呼吸的深长与细柔。意念要求内静澄心，正如古云"将欲行持，先须闭目冥心，握固神思，摒去纷扰，澄心调息，至神气凝定，然后依次如式行之"。总体动作不要求意念引导，只要求意气随形体运动而变化，也就是在锻炼中，以动作导引气的运行，做到意随形走，意气相随。但在某些动作中，需要适当地配合意识活动。如"掌托天门"双手上托时，要求用意念观注两掌；"摘星换斗"要求目视上掌，意存腰间命门处。而另一些动作虽然不要求配合意存，但却要求配合景象调节意念。如"三盘落地"中下按与上托时，两掌如下按水上浮球，如上托千斤之重物；"出爪亮翅"中伸臂推掌时，两掌有排山之感；"倒拽九牛尾"拽拉时，两膀如拽牛尾。这些都要求意随形走，用意要轻，似有似无，切忌刻意执着于意念。另外，本功法在练习某些特定动作的过程中，要求呼气时发音（可不发出声音）。如"三盘落地"身体下蹲、两掌下按时，要求配合动作口吐"嗨"音，目的是下蹲时让气沉下丹田，而不因下蹲造成下肢紧张，导致气上逆至头部，同时口吐"嗨"音，气沉丹田，可以起到强肾育丹田之气的作用，因此，该势动作要求配合吐音、呼气，并注意口型，吐"嗨"音口微张，音从喉发出，这是本法调息的特别之处。

三、易筋经养生作用

易筋经有"一年易气，二年易血，三年易精，四年易脉，五年易髓，六年易骨，七年易筋，八年易发，九年易形"之说。易筋经十二势动作均要求上下肢与躯体得到充分伸展与内收，从而使全身的骨骼及关节在定势动作的基础上，尽可能地进行全方位运动，其目的是通过押筋拔骨牵动脊柱与筋骨。通过脊柱的旋转、屈伸运动，带动四肢、内脏的运动，进而调节脏腑功能，调畅气血，达到强身健体的目的。易筋经通过充分的肢体屈伸，牵拉骨关节及其周围软组织，可以提高肌肉、肌腱、韧带等软组织的伸展性，以及骨关节的柔韧性、灵活性；通过脊柱的拔伸屈曲运动，刺激背部腧穴，疏通夹脊穴，畅通任督二脉，调节脏腑气机，达到健身防病、益寿延年的目的，同时还调节了脊髓和神经根，增强了其对各支配器官的协调作用。

现代研究证明，易筋经功法锻炼对人体各个系统，如循环、呼吸、运动、神经、免疫、生殖、内分泌等系统，均具有良好的调节作用。易筋经着重进行较长时间的肌肉静止性锻炼，对肌肉、关节、运动系统的作用是最直接的，可以增强肌力，改善机体代谢水平，改善肌肉劳损，增加骨密度，改善骨量和骨强度，缓解或预防骨关节各种常见症状。

坚持锻炼易筋经能够对心脏自主神经系统进行调节，使心肌收缩能力加强，增强心脏功能；改善血流动力学，促进血液循环，对防治心脑血管疾病和其他血液循环障碍类疾病均有良好的效果；可以增强呼吸肌肌力，提高肺的呼吸功能；能够调节血脂、改善脂类代谢，预防心血管疾病的发生；可以提高体内抗氧化酶的活性，使机体清除氧自由基的能力增强，从而减少氧自由基对机体的氧化损害，进而延缓衰老；还可以提高机体细胞免疫能力，以及体液的免疫水平，增强体质，提高抗病能力；能有效改善身体形态、力量、柔韧性、灵敏度和平衡能力；能够通过调节情绪，促进人们的心理健康，改善亚健康人群的健康状态。

1. 韦驮献杵 韦驮献杵势重点锻炼上肢三角肌、肱二头肌、桡侧腕伸肌群和前臂旋前肌群等，可以增强上肢臂力与前臂旋劲，以及肩关节的悬吊力，提高腕屈肌群肌腱的柔韧性。

2. 横胆降魔杵 横胆降魔杵势重点锻炼上臂三角肌、肱三头肌、前臂伸肌群、股四头肌、趾伸肌群和肛门括约肌等，可以增强臂力、腿力。横胆降魔杵势锻炼具有宽胸理气、疏通血脉、平衡阴阳、调节身体平衡性的作用，可以改善心肺功能，适用于心肌炎、缺血性心脏病、肺气肿、支气管炎等患者。

3. 掌托天门 掌托天门势重点锻炼上肢的肱二头肌、肱三头肌、腰大肌、臀大肌、小腿三头肌和股四头肌等，可以增强臂力、腰力、腿力。锻炼此势可以引气上行，聚诸阳之气，增加头部血流量，适用于椎动脉型颈椎病、低血压、贫血、缺血性心脏病等患者。

4. 摘星换斗 摘星换斗势重点锻炼手部腕屈肌、肱二头肌、肱三头肌、下肢肌、背腰部肌群、肛提肌等，可以增强臂力、腕力、腰力、腿力。锻炼此势可以疏调肝胆、脾胃，增强消化能力，适用于肠胃虚弱、消化不良、慢性结肠炎等患者。

5. 倒拽九牛尾 倒拽九牛尾势重点锻炼上肢屈肌、旋后肌、旋前圆肌和下肢各肌群等，可以增强臂力、指力和下肢力量。锻炼此势可以强劲肩臂、腰腿力量，防治肩臂劳损、腰肌劳损、腰椎间盘突出症，还可以疏调肝肾，调畅气血，愉悦情志，从而防治失眠症和忧郁症。

6. 出爪亮翅 出爪亮翅势重点锻炼上肢前臂屈肌群、伸肌群等，可以增加臂力、腕力及指力。出爪亮翅势通过一开一阖，调畅气机，通畅上、中、下三焦，通过伸臂推掌、屈臂收肘、展肩扩胸动作，开阖膏肓穴，可以锻炼人体的心肺功能，调节人体呼吸及全身气血运行，从而培育肺气，稳固肾气，适用于老年性肺气肿、肺心病等患者。

7. 九鬼拔马刀 九鬼拔马刀势重点锻炼颈部肌肉、肱三头肌、肱二头肌、前臂屈肌群、肩胛提肌、斜方肌和背阔肌等，可以增强颈部力量、臂力与腕力，还能锻炼颈、肩、肘、腕部各关节，从而防治颈椎病、肩背劳损、肩周炎、肘腕部肌腱损伤等病症。九鬼拔马刀势锻炼具有疏通督脉、宽胸理气的作用，可以改善头部血液循环，对肺气肿、脑供血不足等病症有一定防治效果。

8. 三盘落地 三盘落地势重点锻炼下肢股四头肌、股二头肌、腰背肌，可增强腰力、腿力及下肢的耐力。此势动作一上一下，使体内气机升降，心肾相交，水火既济，从而防治心悸、失眠、神经衰弱、头昏乏力等病症，还能促进下肢和腹腔静脉回流，消除下肢与盆腔瘀血，从而防治下肢静脉曲张、腰腿痛、盆腔炎等病症。

9. 青龙探爪 青龙探爪势重点锻炼上肢各肌群、肋间肌、腹外斜肌、背阔肌、臀大肌、下肢后侧肌群等，可增强上下肢力量。锻炼此势可以疏肝利胆，壮腰蓄劲，从而防治慢性肝病、慢性胆囊炎、慢性腰肌劳损、下肢无力等病症，还能宣通肺气，松解带脉，调节脏气，对呼吸系统疾病、月经病、带下病有较好的防治作用。

10. 卧虎扑食 卧虎扑食势重点锻炼手指、上肢各肌群、胸大肌、腹肌、腰背肌、下肢各肌群，可增强指力、臂力与腰力。锻炼此势可以壮腰固肾，伸筋健骨，舒筋通络，充盈任督二脉，强壮全身，对颈椎病、腰背肌劳损、腰椎间盘突出症、四肢关节活动不利等病症有防治作用。

11. 打躬击鼓 打躬击鼓势重点锻炼颈项肌肉、上肢各肌群、胸大肌、肋间肌、背阔肌、腰背肌和下肢后侧肌群等，可以增强臂力、腰力、腿力。锻炼此势可以醒脑明目，益聪固肾，对头昏、头晕、记忆力减退、视力模糊、耳鸣耳聋、腰膝酸软、失眠、乏力等病症有较好的治疗效果。

12. 掉尾摇头　掉尾摇头势重点锻炼背阔肌、竖脊肌、腹直肌、腹外斜肌、腹内斜肌、上肢肌群、下肢肌群的肌力，以及手指的指力，可以强健筋骨，滑利关节，防治颈椎病、肩臂劳损、腰背劳损、手腕部筋伤等病症。

第七节　八段锦

八段锦由八段如锦缎般优美、柔顺的动作组成。八段锦结合功法动作和功效特点，将每节均冠以七字名称，以便记忆和练习。

一、八段锦养生方法

（一）第一段　两手托天理三焦

1. 预备式　两脚并拢，自然站立；肩臂自然垂于体侧；头项正直，用意轻轻上顶，下颔微内收；勿挺胸，勿驼背，腹部内收，腰部直立；目视前方。精神内守，神态安宁，呼吸自然。其他各段的预备动作，均与此式相同。

2. 交叉上举　左脚向左横跨一步，与肩同宽；两手十指在腹前交叉，掌心向上（图6-57）；两掌上托至胸前；目视前方。

3. 直体翻掌　随后两臂内旋翻掌，掌心向上，两掌沿身体正中线向上托至头顶上方，肘关节伸直；抬头目视手背（图6-58）；动作稍停，然后头回正，目视前方。

4. 侧分屈膝　两手松开，向体侧左右分开下落；两手落至与肩等高后，两膝微屈，两手继续下落，在腹前十指交叉；目视前方。以上动作可重复操作。

5. 收式　两手侧分，下落于体侧，两膝伸直；左脚收回，并步直立。

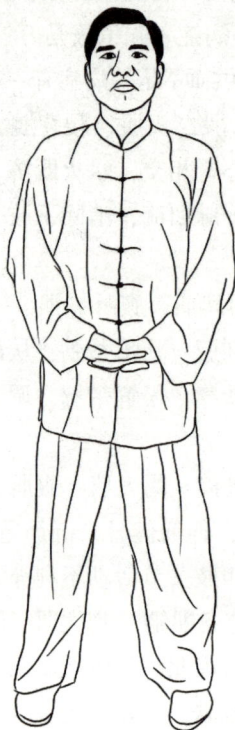

图6-57　交叉上举　　　　　　　　图6-58　直体翻掌

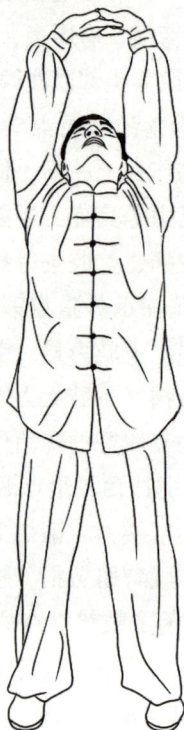

（二）第二段 左右开弓似射雕

1. 预备式 同第一段，松静站立，精神内守，呼吸自然。

2. 马步平举 左脚向左平跨一大步，屈膝下蹲呈马步势；两手侧平举，掌心向前。

3. 右盘合抱 两臂屈肘交叉于胸前，右手在外，左手在内，两掌心向里；同时重心左移，右脚屈膝提起，脚踝盘在左大腿上；然后右脚下落。

4. 左推拉弓 右手握拳，屈肘向右平拉；左手呈八字状，拇指向上，掌心朝外，缓缓用力向左推出，高与肩平。（图6–59）

5. 收式 两手经体侧下落，两膝伸直；左脚收回，并步直立。

以上为左式动作，后接右式动作。右式与左式动作相同，唯方向相反。

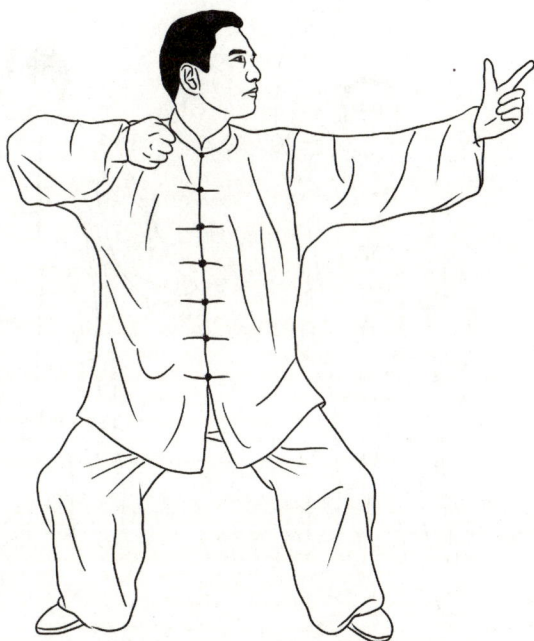

图6–59 左推拉弓

（三）第三段 调理脾胃须单举

1. 预备式 同第一段，松静站立，精神内守，呼吸自然。

2. 开步平举 左脚向左平跨一大步，两手侧平举。

3. 弓步观拳 上体左转，变左弓步；左手握拳收至腰侧，右手握拳随转体向左、向前屈肘举起，高与头平，拳心向内，眼视右拳。

4. 俯身按掌 上体前俯，右拳变掌下按至左足内侧。

5. 仆步划弧 上体右转，成右仆步，同时右手贴近地面向右划弧。

6. 弓步按掌 重心右移成右弓步，右手划弧至右足外侧。

7. 撑按上举 上体抬起，身体左转，两膝伸直；左手翻掌上举，旋臂上撑，右掌向后推按；抬头直腰，目视前方。（图6–60）

8. 收式 两手经体侧下落；左足收回，并步直立。

（四）第四段 五劳七伤往后瞧

1. 预备式 同第一段，松静站立，精神内守，呼吸自然。

2. 弓步平举 左脚向前跨一大步，成左弓步；同时，两手侧分，再向前平举，掌心向下。

3. 后坐合抱 重心后移，左脚尖翘起；两臂屈肘，交叉合抱于胸前，右手在外，掌心向内。

4. 转体撑掌 两手下落至身体两侧，左脚收回，开步站立；上体保持中正，头颈带动脊柱缓缓向左后方拧转，两臂侧分并充分外旋，掌心朝斜上方，指尖朝斜下方，目视身体左后方，同时吸气，动作略停，保持抻拉感，意念集中在大椎穴。右式动作与左式动作相同，唯方向相反。（图6–61）

5. 收式 左腿收回，并步直立；两臂下落于体侧。以上为左式动作，右式动作与左式动作相同，唯方向相反。

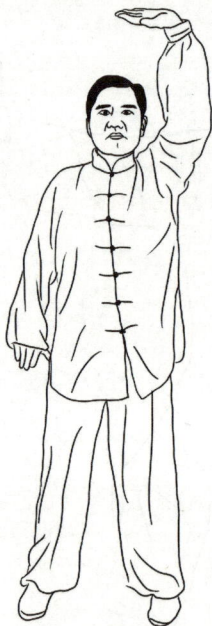

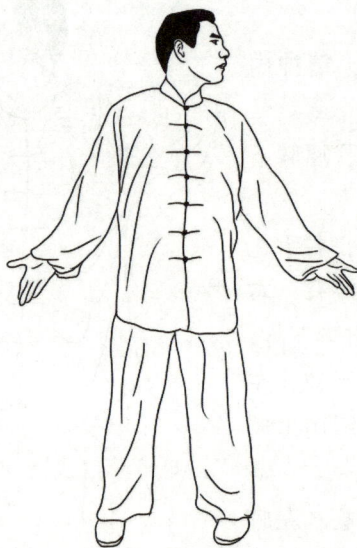

左转

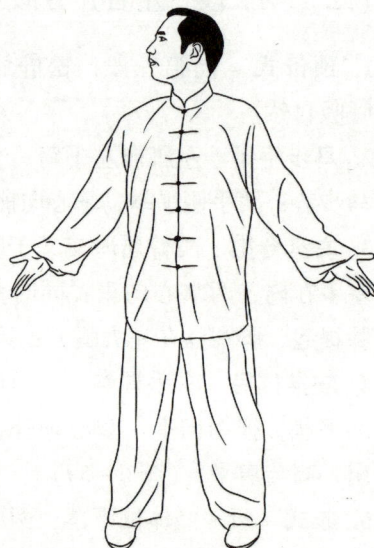

右转

图 6-60　撑按上举　　　　　　　　　　　　图 6-61　转体撑掌

（五）第五段　摇头摆尾去心火

1. 预备式　同第一段，松静站立，精神内守，呼吸自然。

2. 马步下按　左脚向左平跨一大步，呈马步势；两手经体侧上举至头前交叉，然后下落向左右分开，按于膝上，虎口向里。（图 6-62）

3. 左俯摇转　上体向右前方探俯，最大幅度向左摇转，右腿蹬伸，重心左移，拧腰切胯；目视左下方。（图 6-63）

4. 右俯摇转　与左俯摇转动作相同，唯方向相反。（图 6-64）

5. 马步环抱　重心回正，上体直起；两手划弧于胸前环抱，掌心向里，指尖相对，呈马步胸前环抱姿势。

6. 向左平绕　上体自右向左环绕 1 周，两臂随之平绕 1 周。

7. 向右平绕　与向左平绕相同，唯方向相反。

8. 收式　两手落于体侧，左脚收回，并步直立。

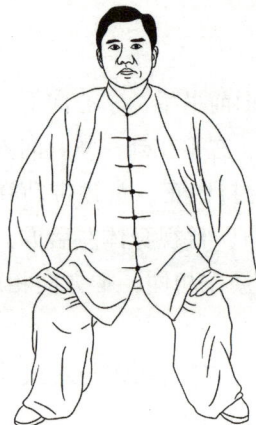

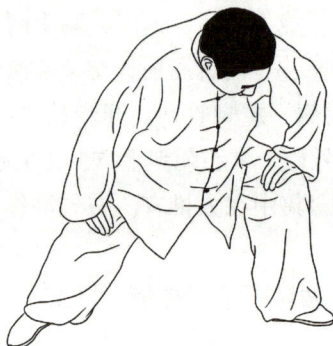

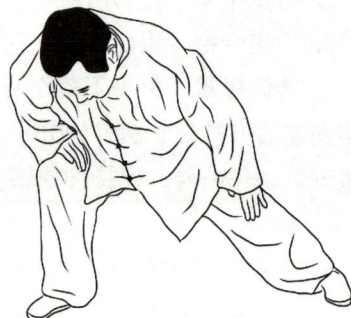

图 6-62　马步下按　　　　　　图 6-63　左俯摇转　　　　　　图 6-64　右俯摇转

（六）　第六段　双手攀足固肾腰

1. **预备式**　同第一段，松静站立，精神内守，呼吸自然。
2. **上举后仰**　左脚向左横跨一步，两臂经体前上举至头顶，掌心向前。（图 6 - 65）
3. **俯身攀足**　上体前俯，两手指攀握脚尖，直膝。（图 6 - 66）
4. **直立上行**　上体直起，两手沿大腿内侧上行至腹部。
5. **按腰后仰**　两手左右分开，沿带脉向后按于肾俞穴；上体后仰，抬头。
6. **收式**　两手落于体侧；左脚收回，并步直立。

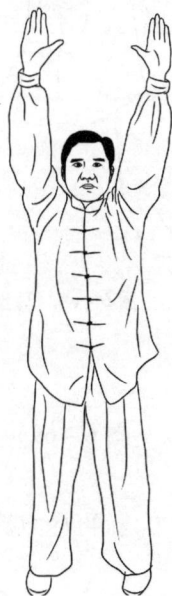

图 6 - 65　上举后仰　　　　　图 6 - 66　俯身攀足

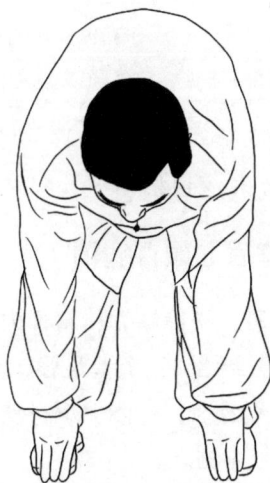

（七）　第七段　攒拳怒目增气力

1. **预备式**　同第一段，松静站立，精神内守，呼吸自然。
2. **马步握拳**　左脚向左横跨一步，屈膝下蹲呈马步势；两手握拳置于腰间。（图 6 - 67）
3. **马步冲拳**　左拳向前冲出，拳眼向上，两眼瞪视左拳，左拳收回。右拳向前冲出，拳眼向上，两眼瞪视右拳（图 6 - 68），右拳收回。
4. **弓步叉拳**　上体左转，成左弓步；同时，两拳在体前交叉。
5. **上举平劈**　两拳交叉上举至头上方，左右分开，向下劈拳，拳眼向上，高与肩平；眼视右拳。
6. **马步握拳**　上体回正，呈马步势；两拳收于腰间，拳心向上。
7. **弓步叉拳**　同 4 式，唯方向相反。
8. **上举平劈**　同 5 式，唯方向相反。
9. **马步合抱**　上体回正，呈马步势；两臂屈肘交叉抱于胸前，拳心向内。
10. **伸肘崩拳**　两臂伸肘，向两侧冲拳，眼平视前方。
11. **收式**　两拳变掌，下落于体侧；两膝伸直，左脚收回，并步直立。

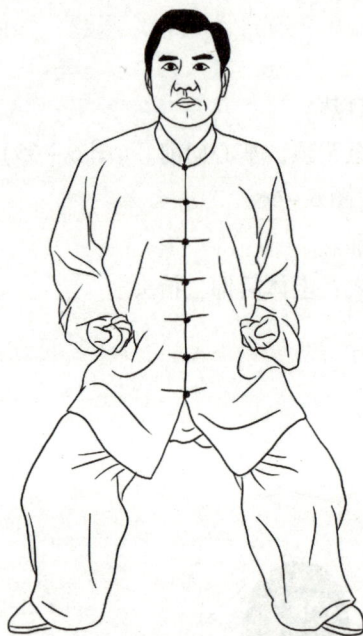

图 6－67 马步握拳

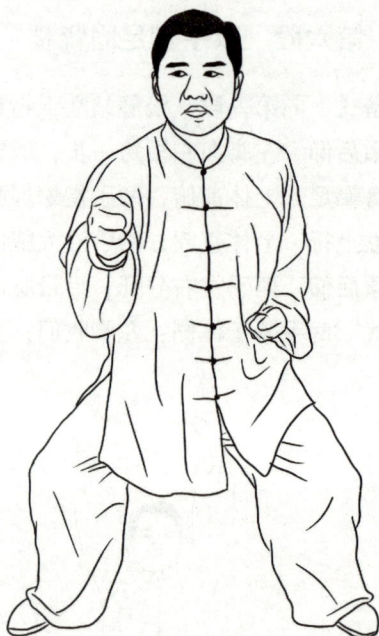

图 6－68 马步冲拳

（八）第八段 背后七颠百病消

1. 预备式 同第一段，松静站立，精神内守，呼吸自然。（图6－69）

2. 提踵点地 两臂外展30°；上提足跟，至脚尖点地。

3. 上下抖动 脚跟不着地，身体上下抖动7次（图6－70）；再尽力提踵，头向上顶，随之脚跟轻轻着地，两手落于体侧。

4. 收式 两臂经体侧上举于头顶上方，配合吸气；再经体前徐徐下按至身体两侧，配合呼气。重复多次后，立正还原。

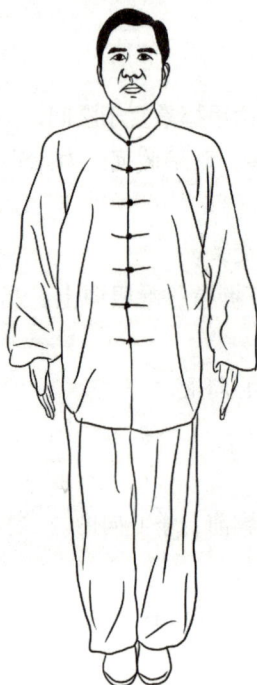

图 6－69 预备式

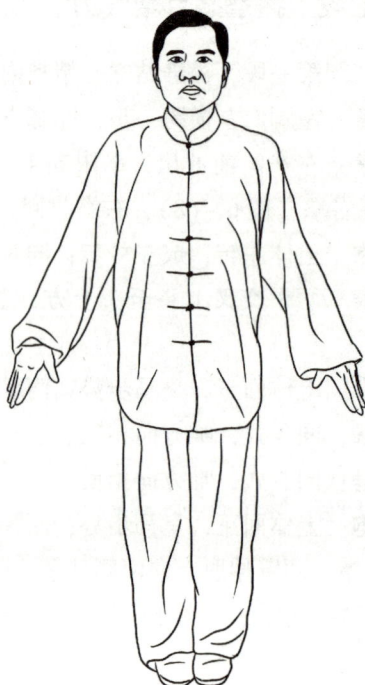

图 6－70 上下抖动

二、八段锦呼吸与意念要求

初练者，以自然呼吸为主，待练习到一定程度后，可逐渐将呼吸与动作进行配合。意念要求自然，要"似守非守，绵绵若存"，过于用意会导致气滞血瘀、精神紧张。

三、八段锦养生作用

八段锦具有补益肾气、疏通经络、调和气血、通调三焦气机的作用，久练有利于培育元气，增强人体抵抗力，从而祛病强身。例如，"五劳七伤往后瞧"一式，通过脊柱的拧转，可使督脉气血通畅，从而增加脑部供血，加强心肺功能，调理脾胃，并能强腰健肾，对各种虚损性疾病有一定疗效；"左右开弓似射雕"一式，通过颈、胸、腰的左右拧转，可改善各部位的血液循环，达到宽胸理气、增强心肺功能的作用。

八段锦通过对相应经络的刺激与抻拉动作，可以起到养生保健作用。如"调理脾胃须单举"一式，可以舒散脾胃气滞、疏通中焦气血，通过抻拉动作，不仅使经过胸腹部的足太阴脾经、足阳明胃经得到舒展，还能使肝、胆、脾、胃等脏器受到牵拉，从而增强胃肠蠕动，调理脾胃功能；"摇头摆尾去心火"一式，通过疏通和调节手少阴心经和足少阴肾经经气，使居于下焦之肾水上升，以清养心火，从而达到水火既济、阴平阳秘的效果；习练"攒拳怒目增气力"一式，"攒拳"可激发足厥阴肝经经气，使筋骨强健，气力倍增，"怒目"则可疏泄肝气、调和气血；"双手攀足固肾腰"一式，通过腰部俯仰动作，刺激督脉及足太阳膀胱经腧穴，锻炼人体脊柱功能，能固肾壮腰，对腰肌劳损、坐骨神经痛及泌尿系统疾病有一定疗效。

现代研究证明，八段锦为低强度有氧训练，能够加强膈肌运动，减轻心肺压力，使心肺充分做功，从而有效提高患者的心肺功能，降低肺部感染概率；同时还能提高患者运动耐力，改善患者的疲乏状态和精神状况。此外，练习八段锦还能提高老年人心脏泵血能力，增强心肌收缩力，增加每搏输出量，改善血管弹性，增加血容量，改善血液浓度及流速，提高老年人的呼吸功能。

八段锦能够使神经系统产生微电刺激，缓解交感神经系统的紧张性。同时八段锦养生操能够促进垂体中 β - 内啡肽的释放，调节中枢神经的兴奋水平，从而有效缓解负面情绪对大脑的刺激。

第八节　脊柱功

脊柱功是根据脊柱的解剖特点和生理功能，立足于中医学的整体观念，针对不同的脊柱疾病与病理特点而设计的功法，可以使脊柱得到上、下、左、右全面伸展。脊柱功的功法特点是动作简单，容易掌握，不受场地限制，久练效果显著。

一、脊柱功养生方法

（一）第一式　预备式

两脚与肩同宽，自然静立，悬头松肩，虚腋垂手，平静呼吸。（图 6 - 71）

（二）第二式　望月观星

两手慢慢从身体两侧提起，双手叉腰，拇指朝后，含胸拔背，松腰收臀；颈椎慢慢后仰，仰至观望天空，含视日、月、星、辰（似看非看）片刻（图6-72）。练习结束，身体放松复原。

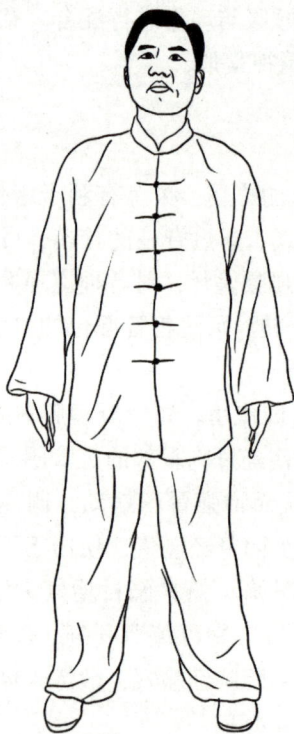

图6-71 预备式

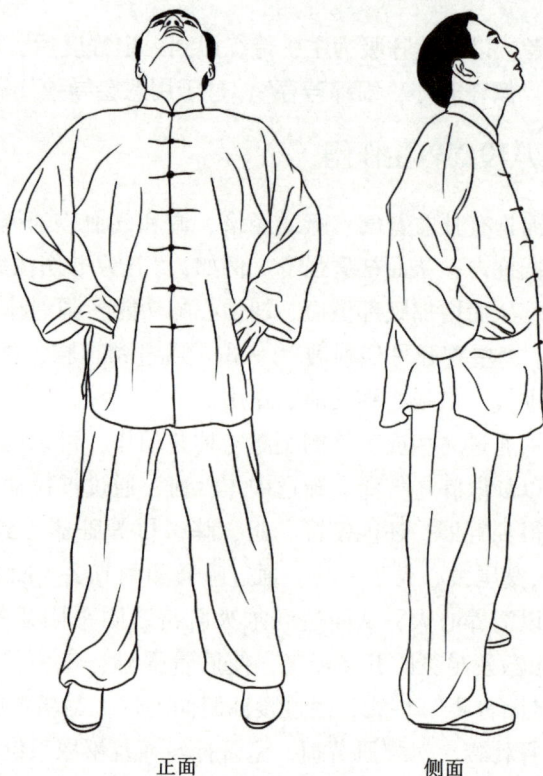

正面　　　　　　侧面

图6-72 望月观星

（三）第三式 仙鹤点水

双手叉腰，从腰间旋腕划弧，至手背相对，手心向外；俯身向前伸展，手臂伸尽时，下颌同时前伸，意想下颌为仙鹤嘴，点饮前方仙水（图6-73）；然后缩颈回收，两手向上扩胸，身体后仰，两眼向上（图6-74）。反复练习7次，身体放松复原。

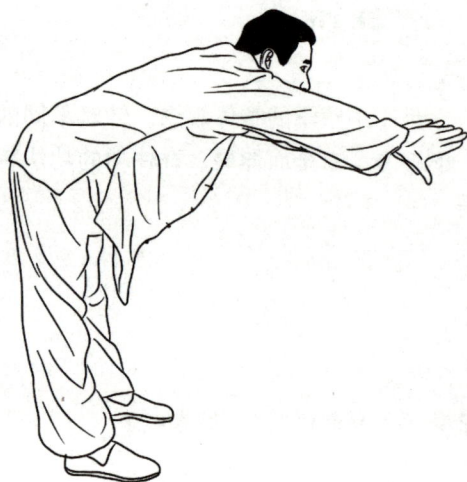

正面

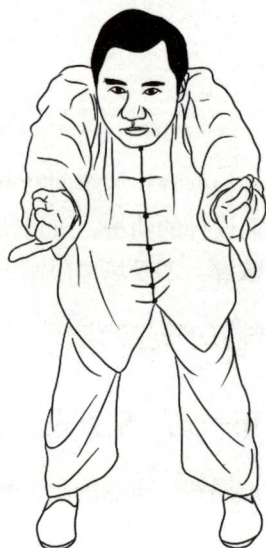

侧面

图6-73 仙鹤点水

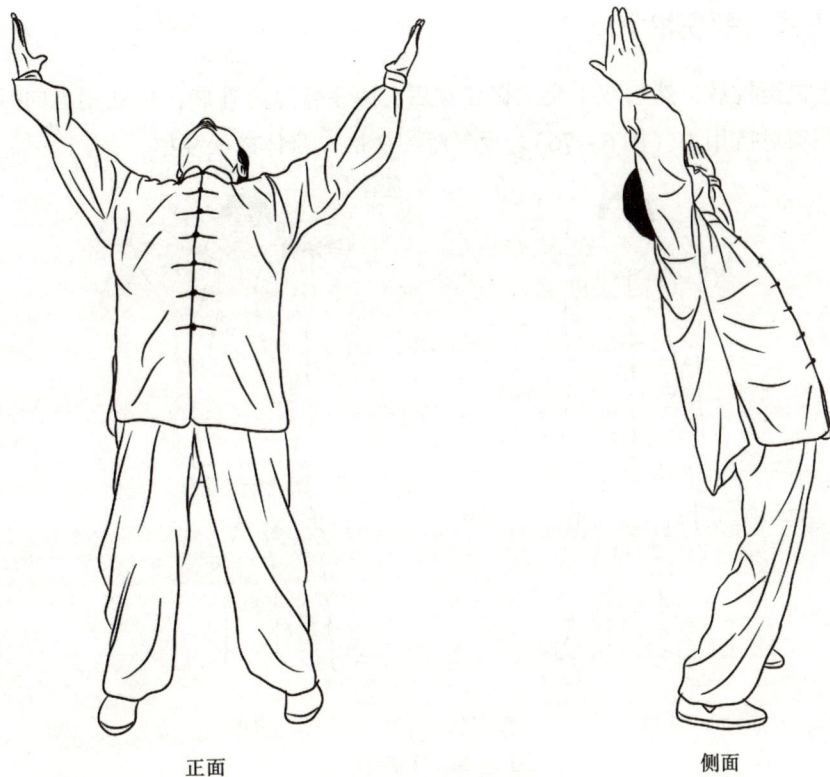

正面　　　　　　　　　　　　　　　　　　侧面

图 6－74　扩胸后仰

（四）第四式　左顾右盼

双手叉腰，头向左尽力转动，眼看左肩后方；再向右尽力转头，眼看右肩后方（图 6－75）。转动幅度尽量大，速度尽量慢，左转头时呼气，头转正时吸气；右转头时呼气，头转正时吸气。重复练习 7 次后，身体放松复原。

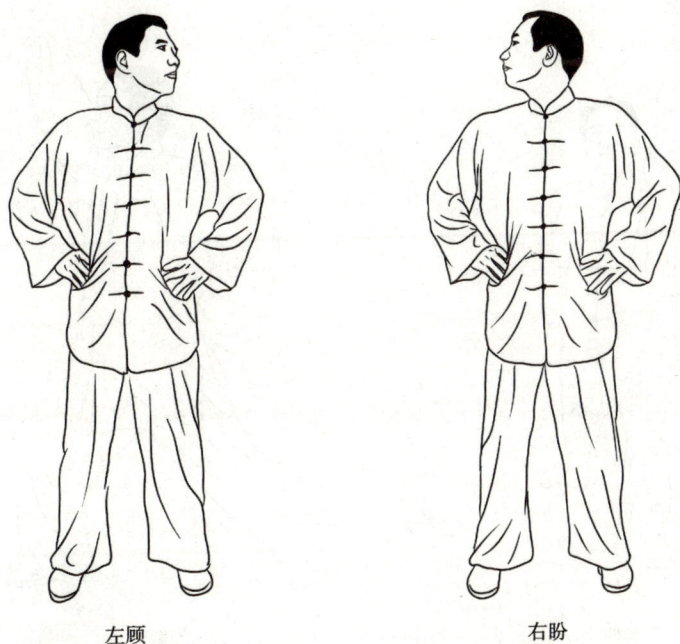

左顾　　　　　　　　　　　　　　　　　　右盼

图 6－75　左顾右盼

（五）第五式 颈项相争

双手慢慢上提至枕后，然后双手交叉握住枕后，两手臂尽力外展，头项用力向后，双手用力前推，手臂与颈项对抗用力（图6-76）。反复练习7次，身体放松复原。

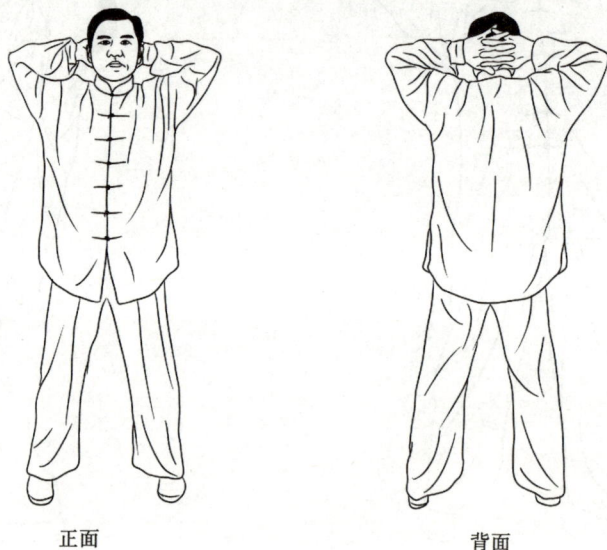

正面　　　　　　　　　　　　背面

图6-76 颈项相争

（六）第六式 轮转双臂

双手叉腰，左脚向前跨一大步，呈弓步；左手以左肩关节为中心向前划弧，意念想象展臂弧度由小到大，直至无穷（图6-77）。摇转7次，呼吸自然。右式动作与左式相同，唯方向相反。练习结束，身体放松复原。

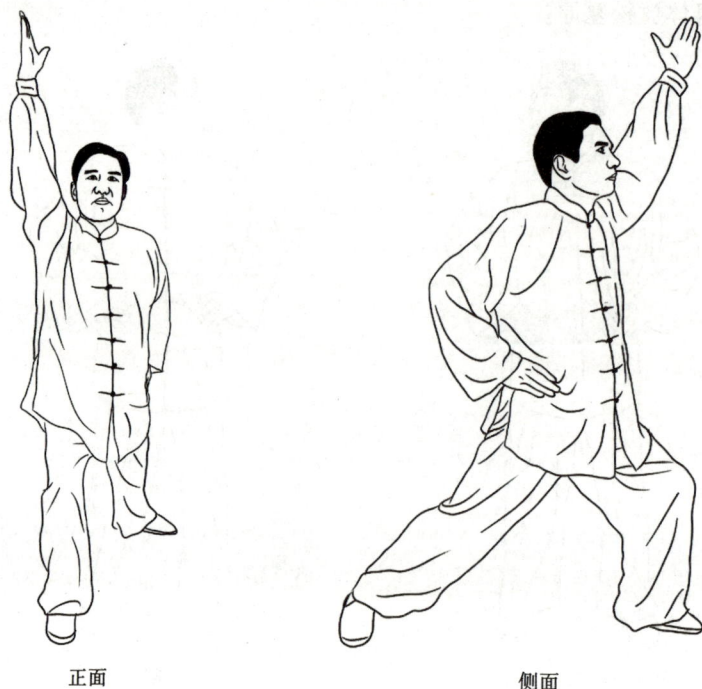

正面　　　　　　　　　　　　侧面

图6-77 轮转双臂

（七）第七式 引气归元

双手向两侧捧气贯顶，然后引气回归下丹田（图 6 - 78）；双手自然下落于体侧，左脚收回，并步站立。

本功法每天早晚各练 1 次，每次练 20 ~ 40 分钟，只要持之以恒，必见成效。

二、脊柱功呼吸与意念要求

脊柱功锻炼从自然呼吸开始，逐渐做到呼吸深、长、细、匀，绵绵不断。意念采用观想法，随动作意想日月星辰或仙鹤点水，不求意守。

三、脊柱功养生作用

脊柱功具有松弛肌肉、拔伸脊柱、调整脊柱曲度、滑利关节的功效，对于颈项酸痛、肩背板滞、四肢麻木酸痛、腰背酸胀无力等病症具有防治作用。此外，脊柱功可以舒筋通督，培育元气，适用

图 6 - 78 引气归元

于因经脉阻滞导致的背脊酸痛、四肢不温、夜寐不香、腰膝酸软等病症。脊柱功还具有扩胸、通畅气机的作用，适用于因肝郁气滞或三焦气阻引起的胁肋胀痛、胃脘不舒、纳食不香等病症。

现代研究证明，脊柱功以腰为轴心，进行上下相随运动，前后贯通，引导全身运动，通过对身体各部位的拉伸，能够促进身体的能量代谢，达到强腰益肾、强健筋骨的目的。脊柱功锻炼从颈椎至骨盆均能顾及，以胸椎为例，扩胸展肩动作，对胸椎与胸廓部位具有良好的锻炼作用。

脊柱功侧重于对脊柱相关神经进行锻炼，以及对脊柱周围的肌肉、韧带进行修复，从而全面维护和促进脊柱健康。脊柱功法还可以增强脊柱活动度，改善呼吸功能，从而提高患者生活质量。

需要注意的是，患有头晕或高血压的人群在练习此功法时，动作幅度宜小，动作宜舒缓，或慎练此功。

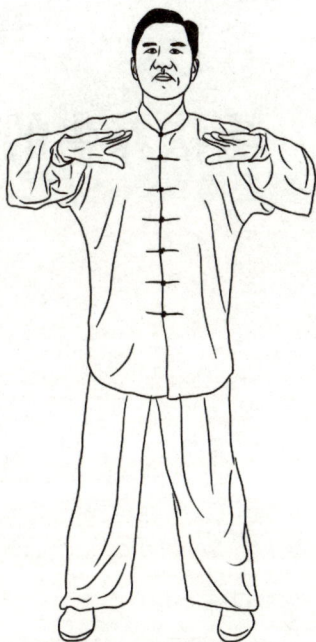

【思考题】

1. 三线放松功的意念要求是什么？
2. 简述三圆式站桩的养生方法。
3. 六字诀养生方法有哪些？
4. 五禽戏是模仿哪五种动物的动作？
5. 易筋经中"摘星换斗势"的养生作用有哪些？
6. 八段锦呼吸与意念要求有哪些？
7. 脊柱功对脊柱的养生作用有哪些？

功法养生的应用

学习目标

1. 知识目标：使学生了解功法养生的应用范围，明确功法养生的应用原则。
2. 能力目标：使学生熟悉功法养生在临床上的具体应用，能够正确地选择功法进行应用。
3. 素质目标：使学生了解功法养生的应用，从临床层面理解功法养生的实践意义。
4. 思政目标：使学生理解功法养生的临床实践应用，从而加深对功法养生临床价值的理解，加强推广功法养生的信念。

第一节　应用概述

　　把功法应用于养生中古已有之。功法是一种养生、防病和治病的方法，实践证明功法锻炼行之有效，值得在临床中推广应用。功法锻炼属于人体的主动运动，它既是强身健体的基础，又是临床中用于治疗疾病的一种手段，具有很高的应用价值，可以极大地提高其他治疗手段的疗效，延长和巩固治疗效果。功法如何应用于养生，特别是如何与临床治疗相结合是本章节讨论的主要内容。

　　功法无论在养生还是临床治疗方面均有较多作用。功能锻炼是伤科疾病恢复的主要方法之一，功法锻炼可以有效提高肌肉和关节的功能，尤其是在脊柱退行性病变与脊柱损伤后遗症的治疗中占有重要地位。功法锻炼具有养生与防治兼顾的特点，对于内科杂病及各种慢性疾病，如失眠、哮喘、糖尿病、高血压、骨质疏松症、肥胖症等，均有显著的治疗效果。正确掌握和应用养生功法，发挥患者的主观能动性，调动医患双方的积极因素，从而可以使患者体质增强，疾病得以迅速康复。

　　纵观中医养生发展历程，自古就有很多将功法应用于养生和临床治疗中的案例。如《景岳全书》中对于治疗耳聋、耳鸣的养生功法有详尽的介绍：松静而坐，两手轻置膝盖上，闭目养神，待人静之后方以两手中指分别轻轻按于两耳耳窍中，一按一放，反复多次，再以手指按住，轻轻摇动，以引导内气，使耳窍通畅。《素问·刺法论》云："肾有久病者，可以寅时面向南，净神不乱思，闭气不息七遍，以引颈咽气顺之，如咽甚硬物。如此七遍后，饵舌下津令无数。"从古文记载可以看出，古人很早就懂得将功法用于"肾久病"的养生和治疗中，并详细记载了功法锻炼的时间、方位及方法。此功法还可以与其他功法相结合以增强疗效，如男性做此功法时，还可以将两手搓热，然后一手兜着肾囊，另一手擦小腹，两手齐用力向上擦兜81次，然后换手再擦兜81次；女性做此功法时，将两手掌搓热，左手叉腰，右手掌心自心窝部向左下方旋转，旋转1周为1次，共揉转100次，然后右手叉腰，左手掌心自肚脐处向右下方旋转，经过小腹回到原处为1次，共揉转100次。女性做此功法时左右手揉转的不同之处是，右手揉转于肚脐上方和心窝下方之间，向左下方开始转起，而左手则揉转于肚脐下方和小腹一带，向右下方开始转起。如此结合锻炼，可以增强肾气，化生元气。又如《内功图说辑要·诸仙引导图》记载："一身仰卧，右脚架放在左脚上，直舒两手攀肩，存守下丹田，意想内气围绕肚脐顺时针运转，共6次。"此功法对脾胃虚弱、纳食不消患者具有健脾和胃作用。

从上面的叙述可以看出，功法具有广泛的作用，在临床应用层面除了具有养生、防病和治病的效果外，还具有一种特殊的辅助检查和诊断的作用。例如有些功能性疾病，由于没有器质性改变，所以现代医学检查无阳性指标，但在功法锻炼时，由于人体处于安静状态，因此可以感受到身体的某些情况，即通过适量的功法锻炼，达到一定程度后，身体某一部位可出现酸胀和隐隐作痛等病灶反应，从而暴露出潜在的疾病，这对于某些疾病的早发现、早治疗具有重要意义。

随着医学的发展，功法作为一种非药物、无创性的自主锻炼疗法，日益受到临床医生和患者的重视。因此，应该加强功法在养生保健、临床治疗、疾病预防与康复中的应用和研究，并结合现代临床医学制定功法的锻炼原则，指导患者积极进行自我锻炼，疏通经络，调和气血，提升正气，从而增强患者的体质和抗病能力。功法应用于养生和临床治疗时一般有两种形式，既可单独应用，也可与药物、针灸和推拿等治疗手段联合运用。临床应用时，功法的主动锻炼与被动锻炼相结合，可以相互补充。如高血压患者在服用药物和进行手法治疗的同时，每天练习易筋经"韦驮献杵"势，药物、被动运动和主动运动相结合，既可以降低血压，又可以增强患者体质，标本兼治，体现了中医整体治疗的优势。

第二节 应用原则

一、目标明确，循序渐进

将功法应用于养生和临床治疗时首先要有明确的治疗目的和目标，总的目的是有病治病，无病强身，配合各种疗法以巩固治疗效果，防止旧病复发，具体目标则需要根据患者的实际情况结合病情、体质等因素去制定。因此，医生指导患者进行功法锻炼时，要根据患者体质情况和患病状态制定合适的针对性功法，使功法训练既有效又安全。但无论哪种方案，均需遵循功法养生的基本原则，功法锻炼量要由小到大，功法的动作和内容要由易到难，使身体逐步适应，随着患者病情好转，要不断加大功法锻炼量与功法的锻炼难度，指导患者练习更高难度的功法，以增强患者对功法的适应能力，使患者健康得到更大程度的改善，同时达到增强体质的目的。

二、动静结合，以动为主

动与静是功法养生相互对立、相互促进的两个方面，二者应密切结合，动以升发生阳火，静以收藏养真阴，符合中医基础理论中的阴阳理论。动静结合主要是指练功时应将动功与静功相互结合。因为动则生阳，静则生阴，各有所属，专练动功或静功会有阴阳失偏之虞。若动静兼练，阴阳和合，则更有利于提高功法祛病的效果。掌握好功法练习动静结合的原则，要根据练功者的具体情况，如年龄、性别、体质、身体状况、练功进度等制定训练方案。如果练功者年龄较大、体质较差、病情较重，可以先练静功，待体力恢复，病情好转时，再加练动功。如果以保健养生为目的练习功法，就可以动功、静功兼练。体力好的练功者以练动功为主，体力差的练功者以练静功为主。在练功的时间与次数上，也可根据不同情况适当调整。一般早晨和下午练动功，中午和晚上练静功，但是在实际应用中则应根据具体情况，灵活运用，把动功与静功结合起来，才能充分发挥功法的作用。

三、因病制宜，因人制宜

因病、因人制宜是功法应用于养生和临床的基本原则之一，是指在功法的应用过程中，医生应针对患者的年龄、性别、体质等不同特点来制定适宜的功法锻炼计划。如清代徐大椿在《医学源流论》中指出："天下有同此一病，而治此则效，治彼则不效，且不惟无效，而反有大害者，何也？则以病同而人异也。"因先天禀赋与后天生活环境的不同，所以个体体质存在差异，因而需要制定最适合其个体差异的功法养生训练计划。以人的体质、疾病状态为认知对象，根据体质状态、疾病证型及不同体质类型的特性，制定防治原则，进行因人制宜的功法干预措施。

科学合理的功法养生与对患者病情、体质的准确判断密不可分，在实际运用中一般通过四诊辨证和辅助检查可以对患者的病情、体质做出正确诊断。一般而言，气血亏虚的人群不宜做高强度、大量的功法养生锻炼，宜选用放松功、保健功、八段锦等功法进行练习，此类功法具有强身、补益气血的功效。阳气亏虚的人群宜选用壮益肾阳、提升阳气的功法，如五禽戏中的虎戏，具有益肾阳、强腰骨的作用。阴虚内热的人群宜选用中小强度的功法，如六字诀等。痰湿内蕴的人群宜选用中等强度、长时间的全身性功法，如易筋经、少林内功等。气滞血瘀的人群宜选用有益于促进气血运行的功法，以动功为主，但由于气滞血瘀人群心血管功能较弱，故功法运动负荷不宜过大。气机瘀滞的人群宜选用调理气机、舒畅情志的功法，如六字诀、放松功等。先天不足的人群宜选用调养先天、培补肾精肾气的功法。

四、明晰机理，科学应用

养生功法包含形体锻炼、呼吸调节和意念调控3个方面。在临床应用过程中，形体锻炼是其他两个方面的基础，形体锻炼主要包括适宜的功法动作、功法要领、功法强度、功法锻炼持续时间、功法锻炼频率及注意事项。在进行功法锻炼时除以上这些要素外，还要结合呼吸调节和意念调控，因而制定与实施功法养生的临床应用方案是一项复杂的系统性工程。对养生功法的作用机理有全面的掌握是科学应用的基础，只有采用合理的、安全的、科学的锻炼方法，才能产生良好的养生效应，从而促进身体健康，不合理、不科学的锻炼方式，不但不能产生有效的锻炼效应，反而可能会引发功法的不良反应，甚至产生因偏差而致狂的不良后果。因此，在养生功法的应用过程中，需遵循合理、科学的应用原则。

应用功法前，应详细询问、了解患者的疾病史和练功史，除了有助于排除功法应用的禁忌证，还能够更好地确定功法的指导目的，从而选择适宜的功法，为临床应用提供依据。同时，应对患者进行检查与评估，包括体格检查、实验室检查和辅助检查等，各项检查结果均可为医生制定详细的功法练习计划提供重要的依据。

一般而言，将功法应用于养生时，应面对面对患者进行指导，并详细记录功法的应用情况及锻炼中、锻炼后患者的身体反应，还要记录患者的精神和心理反应。应定期对患者进行身体检查，一般一个月复查一次，并向患者交代注意事项和自我观察的方法，以便适时调整功法。在功法锻炼一段时间后，应再次进行医患交流，并进行客观的疗效评定，定期调整养生功法，以便进一步提高功法对提升患者体质和促进疾病康复的效果。

第三节 功法养生在临床中的应用

一、伤科疾病

（一）颈椎病

【概述】

颈椎病是由于颈椎的内外结构失稳，或颈椎间盘退变及其继发病理改变累及周围组织结构（神经根、椎动脉、交感神经、脊髓等）而出现相应的一系列临床表现的病症。随着电脑、手机等信息工具的普及，年轻人低头频率增加，导致筋骨失衡，颈椎病患病率不断上升，且有年轻化趋势。中医学认为，颈椎病是由于气滞血瘀、感受风寒湿邪、气血亏虚、肝肾不足、筋骨失养等因素诱发。颈椎病属于中医学"项痹病"范畴，根据发病原因可将其辨证为气滞血瘀型、风寒湿滞型、气血亏虚型、肝肾亏虚型。

西医学认为，长期伏案或颈椎外伤会导致颈椎内外结构的生物力学失衡，使颈椎稳定性下降，颈椎椎体、椎间盘、关节、肌肉、韧带等组织失调，颈椎脊柱代偿性增生，当增生发生在钩椎关节、椎间关节和椎体，并刺激或压迫相关局部软组织、神经根、椎动脉、交感神经、脊髓等组织时就会产生综合症候群。颈椎病轻者仅表现为颈项部、肩背部或头部疼痛不适，重者可表现为头晕猝倒、肢体无力，甚至二便失禁、瘫痪等。临床一般将颈椎病分为颈型、神经根型、椎动脉型、交感神经型、脊髓型与混合型 6 种类型。

【应用】

颈椎病是由于筋骨失衡引起的，所以应从平衡筋骨角度来选择功法进行锻炼。

1. 由于颈椎生理曲度变直（或反弓）、颈肌痉挛、椎间孔变窄或椎间隙变窄引起的各型颈椎病：①选择放松功中的"局部放松法"，意念集中于颈项部位，吸气时关注颈项部，呼气时默念"松"20~30 次。②选择脊柱功中"望月观星""仙鹤点水"与易筋经"掌托天门""九鬼拔马刀"势，通过仰望天空、掌托天门、两目仰视、两臂上举、臂项相争用力等锻炼，使颈椎生理曲度得到重塑，模仿仙鹤下颌前伸、缩颈回收动作，反复做 7 次，使椎间孔或椎间隙得以增宽。

2. 由于椎动脉供血不足或颈椎交感神经刺激引起的各型颈椎病：选择保健功中的"颈功"，重点用两手掌大小鱼际交替按揉风池穴 9~18 次。

3. 由于颈椎间盘突出造成的各型颈椎病：①重点锻炼脊柱功中的"颈项相争"，反复练习 7次。②同时可以锻炼八段锦中的"两手托天理三焦"，此功法可以反复操作 7 次。

【功效】

1. 长期锻炼以上功法可以增强颈椎肌肉力量和张力，促进颈椎生理曲度的恢复，以奏"抻筋拔骨、理筋整复"之功。研究表明，易筋经功法锻炼可以改善颈椎软组织生物力学环境，增强颈椎稳定性。对颈部肌肉的等长收缩训练，可增加肌力及肌肉量，从而调整颈椎关节位置，使对侧神经根产生明显偏移，有助于解除神经根粘连，纠正颈椎小关节错位。

2. 脊柱功与八段锦等功法可以作为预防颈椎病的有效手段，研究表明，通过以上功法锻炼，可以提高颈部竖脊肌肌肉力量及颈部抗疲劳能力，使颈椎的协调性及稳定性明显上升，还可以改善颈椎局部血液循环，促进颈椎外源性与内源性的系统稳定性。

（二）肩关节周围炎

【概述】

肩部疾病在日常生活中很常见，肩部疼痛是肩部疾病的共有症状，临床上最常见的肩部疾病是肩关节周围炎。本病属中医学"肩痹"范畴，又称为"冻结肩""五十肩""肩凝症""漏肩风"。肩关节周围炎是以肩部软组织广泛粘连、肩部广泛疼痛和功能受限为特点的常见病，好发于50岁左右，女性发病率高于男性，主要由于年老体弱，肝肾亏虚，肩部劳损，复感风寒湿邪，导致肩关节囊、滑膜囊、肌腱及肩周肌肉等软组织的慢性无菌性炎症，甚至肩关节粘连，引起肩关节活动障碍。此病早期以肩部疼痛为主，后期以肩部功能障碍为主，早期病理变化以组织充血、肿胀、渗出为主，后期以组织粘连为主。

近年来，肩关节周围炎的发病率逐渐增高，患者应该及时治疗。西医学采用药物封闭、消炎止痛药物来治疗肩关节周围炎，短期内有消炎止痛的效果，但对于肩部粘连，则药力不及。中医采用松解粘连、滑利关节、活血止痛的推拿手法与针灸治疗，可收到理想效果。但中医疗法治疗进程缓慢，如配合功法锻炼，则能缩短疗程，减轻患者痛苦，使治疗效果更为显著。国内外专家已证实，功法锻炼可畅通气血，使肩部及背部血液运行加快，从而改善肩背部软组织营养的供应，调节肩背部的新陈代谢，有利于松解肩部粘连，促进筋骨恢复，调节人体的阴阳平衡，缓解风寒湿邪对肩部的影响，恢复人体肩关节运动功能，达到防病、治病和康复的目的。

【应用】

肩关节周围炎的疾病特点是疼痛和功能障碍，不同时期的症状表现不同，因此治疗方案也各有不同。

1. 疼痛期 此时肩部疼痛较明显，故以保健功练习为主，重点练习"肩功"，练习重点以患侧肩部为主。操作方法：以健侧手掌按揉患肩肩髃、肩髎、肩贞等穴各18次，按揉时患侧手臂以肩关节为中心做旋转运动，以疏通经气，促进肩关节的血液循环，改善肩关节功能。

2. 粘连期 此时期肩关节周围软组织粘连较明显，临床表现以肩关节功能障碍为主。①练习脊柱功，重点锻炼"轮转双臂"等功法：以患者肩关节为中心轮转手臂，意念想象展臂弧度由小到大，直至无穷。摇转7次，方向左右相反。锻炼时，应根据肩部粘连的程度，动作幅度由小到大，每天坚持2~3次。②练习易筋经，重点锻炼第七势"九鬼拔马刀"：健侧手屈肘按住头后枕部，患侧手向后，尽力上提至患侧肩胛骨下部，掌心前按，紧贴背部。运动幅度由小到大，每日练习2次，每次10~15分钟。

3. 恢复期 该期无明显疼痛，肩关节功能已经逐渐恢复。①练习八段锦，重点锻炼"两手托天理三焦"等动作，反复练习6~8次。②练习易筋经，重点锻炼"掌托天门""摘星换斗""九鬼拔马刀""青龙探爪"等动作，每日练习2次，每次20~30分钟，以功能障碍为主症的患者，可适当延长练功时间，每次练习30分钟，每日练习3次。以上动作能够促进肩关节粘连的松解，进一步恢复肌肉、韧带等软组织的功能及肩关节的活动范围。

【功效】

1. 肩关节周围炎是一种时间跨度较长的疾病，故坚持长期、科学地练习上述功法动作，能够较大程度增强上肢力量，使肩关节周围痉挛的软组织得到正向、深度的拉伸，从而能够从深层次分解局部粘连，尽快恢复肩关节的正常功能，还可有效改善肩关节的气血循环，促进局部炎性物质的排除，从而减轻局部疼痛。

2. 脊柱功适合肩关节周围炎发展期的患者进行练习，亦可作为不善运动者的常规练习功法，能促进肩关节周围炎的迅速恢复。八段锦、易筋经等功法，可作为肩关节周围炎恢复期患者长期练习的功法，能够提升肩关节抗损伤、抗疲劳能力，降低肩关节损伤的概率及肩关节周围炎的复发率。

（三）背肌筋膜炎

【概述】

背肌筋膜炎是指因寒冷、潮湿、慢性劳损，引起背部肌肉、筋膜、肌腱和韧带等软组织发生水肿、渗出及纤维变性的无菌性炎症，又称为背肌筋膜纤维组织炎，属于中医学"痹证"的范畴。中医学认为，背部为督脉和足太阳经脉所过，经筋所循，络脉汇聚之处，活动之枢纽。跌仆、劳损、潮湿、寒冷刺激等伤及腰脊，使筋络受损，或筋节劳损，气滞血瘀，筋拘节错，而致疼痛重着不去，活动牵掣，则发为本病。背肌筋膜炎中医辨证为风湿痹证型和瘀血停滞型。

西医学认为，由于长时间、高强度作业，或作业姿势单调、持续时间过长，或背部肌肉急性损伤、迁延失治等，均会形成慢性肌肉劳损，劳损日久，筋膜与肌肉粘连，纤维变性、增粗，形成条索状、结节样改变。此外，寒冷、潮湿的环境也是本病常见的诱发因素。

临床中一般将本病的发病过程分为急性期和缓解期。急性期疼痛剧烈，局部肌肉紧张、痉挛、隆起、挛缩或僵硬，压痛点常固定在肌肉的起止点附近，深压可触及结节或条索状物，活动明显受限；缓解期疼痛以酸胀、弥漫性为主，劳累及遇寒后加重，晨起僵硬疼痛，活动后减轻。

【应用】

背肌筋膜炎的发病特点是疼痛、不耐疲劳、畏寒怕冷、易反复等，因此应针对急性期和缓解期的不同特点，进行有针对性的功法练习，重点以练习背部肌肉力量为主。

1. 急性期 该期疼痛明显，故以练习保健功为主，重点练习"颈功""夹脊功""腰背功"等。此外练习脊柱功全套功法，可改善颈、肩、背、腰部的气血循环，缓解局部的肌肉痉挛状态，增强局部肌力。临床应根据患者实际情况酌情增减训练次数和时间。

2. 缓解期 该期疼痛有所减轻，故训练量可适当加大。①选择八段锦进行练习，以"两手托天理三焦""左右开弓似射雕""调理脾胃须单举""五劳七伤往后瞧"等动作为主，通过横向、纵向的拉伸与收缩，以及旋转背部肌群，使背部肌肉得到极大程度的正向刺激，从而促进局部血液循环，提高身体消除疲劳、恢复损伤的能力。②练习易筋经，重点选择"掌托天门""摘星换斗""倒拽九牛尾""九鬼拔马刀"等势，加强对上肢、肩背部肌肉力量的训练，以疏通督脉，增强背部的气血循环，有利于肩背部疾病的恢复。

【功效】

1. 保健功、脊柱功操作简便，是较为轻松的背部训练功法，有助于激活背部核心肌群，增强颈背部、肩背部、腰背部的肌肉力量。同时保健功、脊柱功还可以增加肌肉及韧带的柔韧性、灵活性，通过适度扭转、拉伸等练习，能够改善背部的血液循环，起到缓解背部肌肉痉挛、松解粘连的作用，从而有效促进背肌筋膜炎的恢复。

2. 八段锦、易筋经等功法是一种柔和缓慢、抻筋拔骨的全身性运动，以肢体运动配合脊柱的旋转、屈伸运动为主，不仅可以保持脊柱的生理曲度和运动幅度，还可以拉伸肩背，加速周身血液、淋巴回流，增强背部及上肢肌肉力量，维持脊柱的稳定性，并且可以对背部、肩部粘连的软组织进行柔和、稳定地牵拉刺激，以提高肌肉、肌腱及韧带等软组织的弹性和韧性，从而起到改善背部炎症、解除肌肉痉挛、防治背肌筋膜炎的作用。

（四）慢性腰肌劳损

【概述】

慢性腰肌劳损是指腰部肌肉、筋膜、韧带等软组织的慢性积累性损伤，主要由于腰部肌肉过度疲劳，致使软组织被持续牵拉，肌肉、筋膜压力增加，其内血供和代谢受累，肌纤维在运动时消耗的能量得不到及时补充，同时肌纤维运动时所生产的大量乳酸等代谢产物积聚过多，从而引起炎症、粘连，长此以往则导致组织挛缩、变性、增厚，并刺激相应的神经纤维，从而引起腰臀部弥漫性疼痛。此外，先天性病变，如腰椎骶化、骶椎腰化、隐性脊柱裂、关节突关节不对称等引起的结构不稳定，使得部分肌肉和韧带功能损伤，则易导致腰痛。慢性腰肌劳损又称"腰肌劳损""功能性腰痛"等，属于中医学"腰痛"范畴。本病是慢性腰痛中常见的疾病之一，常由急性腰扭伤失治、误治、治疗不彻底，或素体虚弱、寒湿侵袭所致。此外，慢性腰肌劳损与气候变化、职业和工作环境关系密切，久坐、久站、长期伏案弯腰等不良的脊柱姿势均易导致本病，本病的外伤史不明显，多发于青壮年。

慢性腰肌劳损早期表现为一侧或两侧腰部酸痛不舒，反复发作，症状时轻时重；腰部紧张感及疼痛感在劳累后可能加重，休息后可能减轻；腰部活动范围基本正常，一般无明显障碍，但有时会有牵掣不适感，不能久坐久立，不能胜任弯腰工作，弯腰稍久则直腰不易，常喜双手捶腰以减轻疼痛；腰痛呈广泛性压痛，但痛不明显，且非深压痛；触诊时腰部肌肉紧张或两侧不对称。慢性腰肌劳损后期，诸症均可明显加重，疼痛明显，不耐疲劳，遇寒加重，伴明显腰肌痉挛；触诊时可见硬结和肥厚的软组织；久病可出现患侧肌肉萎弱无力，甚至出现腰脊柱侧、下肢牵掣不适感，并有明显压痛，疼痛位置多在髂后上棘附近的腰眼穴、胞肓穴、膀胱俞等穴。

【应用】

慢性腰肌劳损的疾病特点与背肌筋膜炎相似，主症是腰部疼痛，以酸痛、胀痛为主，且具有不耐疲劳、畏寒怕冷、易反复、劳累后加重等特点，因此功法锻炼应以练习腰部力量为主。

1. 早期 选择八段锦、易筋经等功法。八段锦以"两手托天理三焦""摇头摆尾去心火""双手攀足固肾腰"等动作为主，通过腰部的拉伸、旋转和俯仰动作，刺激督脉及足太阳膀胱经腧穴，锻炼人体腰椎功能，以固肾壮腰，对腰肌劳损有较好的疗效。易筋经可选择"掌托天门""摘星换斗""倒拽九牛尾""卧虎扑食"等势，上述动作能壮腰固肾、伸筋健骨、舒筋通络、充盈任督二脉、强壮全身，对腰背肌劳损有积极的防治作用。

2. 后期 选择保健功、脊柱功等功法。保健功以"温肾搓腰""调和带脉"为主，搓腰能促进腰部血液循环，缓解腰部肌肉痉挛，从而补肾壮腰；"调和带脉"可在晃腰时增强腰部力量，强腰固肾，进一步防止本病的复发。临床应根据患者实际情况酌情增减训练次数和时间。脊柱功中的"仙鹤点水"，通过前俯后仰动作，可锻炼腰部和腹部肌肉力量，平衡腰椎的内外力学，使得腰部抗劳损能力增强。

【功效】

1. 保健功、脊柱功操作简便易行，配合呼吸吐纳，可壮腰固肾，增强腰部核心肌群力量，增强腰椎稳定性，同时使腰肌得以伸缩舒展，局部的气血循环得以恢复，还可以改善椎间盘、神经根、深层肌群的供血，有效降低炎症因子水平，从而减轻疼痛，促进本病的迅速恢复，尤其适用于长期腰肌劳损的患者。

2. 八段锦、易筋经等功法是一种全身性运动，可充分活动到颈、肩、腰、膝等部位，整体动作均以腰部为核心，能够更为集中地锻炼腰腹部肌群，通过对腰椎软组织进行整体而全面的拉伸、扭转等，从而松解深层次因长期静态损伤、痉挛导致受损的组织，解除腰部肌群的痉挛状态，增强局部肌力，改善腰部灵活性，恢复腰椎的力学平衡，锻炼腰椎功能，从而有效地改善局部血液循环，消除水肿，促进局部炎症因子的吸收，进而达到缓解疼痛和舒缓软组织的目的，以增强腰部抗损伤、抗疲劳能力，预防本病的复发。

（五）腰椎间盘突出症

【概述】

腰椎间盘突出症是指腰椎生物力学结构改变或腰椎间盘发生退行性改变后，由于外力作用，致使腰椎纤维环破裂，髓核向外突出，进而刺激或压迫周围软组织，从而引起的以腰腿痛为主要症状的一种病变。西医学认为，该病由于椎间盘退变或腰椎生物力学结构改变，并在外伤、久坐、长时间驾驶等外部因素诱发下产生。中医学认为，本病由于跌仆扭伤或腰部用力不当，损伤筋骨；或坐卧寒湿之所，损伤卫阳；或劳累过度、年老体衰，以致肾精亏虚，无以濡养筋骨所致，属于中医学"腰痛""腰腿痛"范畴。

腰椎间盘突出症引发的疼痛等相关症状，多由于突出的髓核刺激神经或软组织所引起。如果仅有髓核突出，但不压迫或刺激神经及周围软组织，则不会引起疼痛等相关症状，所以不能完全依据影像学检查来诊断本病。腰椎间盘突出症根据髓核突出的程度，通常分为膨出型、突出型、脱出型和游离型；根据髓核突出的方向，可分为前突型、后突型、侧突型、中央型和内突型；根据突出物与神经根的关系，可分为肩上型、腋下型和肩前型。该病的明确诊断需要依据病史、体征、影像学检查来判断。腰椎间盘突出症以受累神经分布区域的疼痛及麻木为主要表现，多发生在 $L_3 \sim L_4$、$L_4 \sim L_5$、$L_5 \sim S_1$ 椎间隙，以 $L_4 \sim L_5$、$L_5 \sim S_1$ 椎间隙最常见，故多表现为坐骨神经痛，疼痛多呈放射性，并逐渐加重。

临床中将腰椎间盘突出症分为急性期和恢复期。急性期表现为腰部或下肢的剧烈疼痛，脊柱侧弯，跛行步态，俯仰转侧、咳嗽、打喷嚏时疼痛加重，遇寒及天气变化时症状加重，甚至无法直立或行走；恢复期表现为疼痛明显减轻，但仍有下肢的轻度放射性疼痛或麻木，活动灵活，不耐疲劳，遇寒及天气变化时症状反复。

【应用】

本病急性期可产生剧烈的腰痛及下肢疼痛，恢复期疼痛性质则转为腰部持续性酸痛、胀痛、下肢轻度放射痛及麻木等，故应对症施功。

1. 急性期　此时疼痛较明显，功法练习应以小幅度、卧位训练为主，多平卧休息，以减轻腰椎间盘压力，恢复腰椎间盘与神经根的正常解剖关系，故以保健功练习为主，重点练习"夹脊功""温肾搓腰""调和带脉"等功法，以疏利督脉与膀胱经经气，强腰固肾，调和带脉，缓解腰部肌肉和韧带痉挛，恢复脊柱力学平衡，消除无菌性炎症，从而减轻疼痛。

2. 恢复期　该期的功法选择较多，可练习脊柱功、八段锦、易筋经等。①脊柱功：重点锻炼"望月观星""仙鹤点水""左顾右盼"等功法，锻炼时应控制运动幅度，注意保持身体平衡，腰腹同时发力，以保护腰椎。②八段锦：重点锻炼"左右开弓似射雕""摇头摆尾去心火""背后七颠百病消"等功法。练习"左右开弓似射雕"时，通过腰椎的左右旋转运动及伸臂、扩胸等动作，使腰背部的肌肉、骨骼、韧带得到锻炼和增强；练习"摇头摆尾去心火"时，以腰为轴，摇转躯干；练习"背后七颠百病消"时，两足跟有节律地弹性起落，通过振动使椎间关节及韧带得到锻炼，对椎体及其周围软组织病变有防治作用。③易筋经：重点锻炼"三盘落地""卧虎扑食"等功法，每日习练 2 次，每次 10 ~ 15 分钟。以疼痛或功能障碍为主症的患者，可减少练功时间，每日练习 1 次；以肢体麻木为主症的患者，可适当延长练功时间，每次 30 分钟，每日练习 3 次。

【功效】

1. 急性期　保健功可作为急性期患者长期锻炼的功法，练习时以卧位或短时间的站位为主要体位，通过小幅度动作、腹式呼吸训练，缓解腰椎周围软组织痉挛，降低椎间盘内外压力，能在一定程度上起到辅助治疗的作用，从而促进疾病恢复。

2. 恢复期　脊柱功、八段锦、易筋经等功法，可作为恢复期患者长期练习的功法，能够提升腰部软组织抗损伤、抗疲劳能力，降低腰椎间盘突出症的复发率。①练习脊柱功，以脊柱为中心，带动躯体及四肢运动，练习此功法时腰椎作用最为突出，练习过程中所形成的旋转、前屈、后伸等动作，皆有赖于腰椎稳定才能实现，因此，脊柱功练习可有效锻炼腰部肌群如多裂肌、腰大肌等，增强腰椎稳定性，减轻腰椎间盘的内在压力，改善椎间盘与神经根的位置关系，从而减轻腰痛及下肢疼痛、麻木等症状。②练习易筋经会使肌肉进行张弛有度的弹性运动，在此过程中会产生三磷酸和腺苷酸等扩张血管的物质，从而提高血管弹性，促进血液循环，因此，能够促进腰部软组织的血液循环，增强局部营养代谢，提高腰部肌肉的肌力和肌张力。重点锻炼腹内外斜肌、腹横肌、竖脊肌及多裂肌的肌力和耐力，强化腰部的核心肌群，可以改善腰椎功能，进而缓解椎体压力，降低椎间盘的负荷，促使突出的髓核回纳，减轻其对神经根的挤压，分解粘连组织，从而减轻疼痛、麻木等症状。③练习八段锦，一方面可加快血液循环和淋巴回流，使大量血液汇集腰部，从而加速致痛物质的稀释和排放，促进神经根水肿和炎性物质的吸收，从而缓解疼痛；另一方面可增强腰部核心肌群的力量，在周身关节和肌肉的协同运动下，以腰为轴，通过俯仰伸腰、旋腰转背、扭腰转胯等术式，增加脊柱和各关节的活动，拉伸腰背、腹部的肌肉及筋膜等软组织，以缓解腰椎周围软组织的痉挛，恢复腰椎力学平衡，减轻椎体间的压力，促使突出的椎间盘回纳，减轻椎间盘对神经根的刺激，从而缓解疼痛等症状。

（六）青少年特发性脊柱侧弯

【概述】

青少年特发性脊柱侧弯是脊柱的一个或数个节段在冠状面上向一侧隆凸或发生椎体旋转，随着年龄增长，脊柱弯曲度逐渐增大至发育成熟，而无任何先天性脊柱结构异常的疾病，同时本病还伴有肋骨左右高低不平、骨盆的旋转倾斜畸形，以及椎旁韧带和肌肉的异常。脊柱畸形除了会因脊柱生物力学结构不稳定而导致局部僵硬、疼痛、活动受限外，严重者还会影响患者心肺功能，甚至影响青少年的心理健康。本病多发于女性，常见于 7～14 岁青少年，属于中医学"小儿龟背"范畴。中医学认为，先天禀赋不足、肝脾肾亏虚，导致骨失充盈、筋失濡养，脊僵筋弛，从而引发本病。本病的发病原因尚不明确，目前研究表明，青少年特发性脊柱侧弯大多与遗传因素、激素影响、神经内分泌系统异常、结缔组织发育异常、神经平衡系统功能障碍及姿势因素等有关。本病的疾病特点包括局部疼痛、形态不美观、患者自信心受挫，以及心血管功能、呼吸功能、消化功能损伤等，不利于患者的心理健康。

对于脊柱侧弯角度 Cobb 角（科布角）>40°的患者，临床可选择手术治疗；对于 Cobb 角为 20°～40°的患者，为尽可能避免手术引起的应激反应、神经损伤，临床多选择非手术治疗，通过设计合理的功法训练处方，锻炼患者腰、背、臀等各部位肌力量，有效地提高脊柱两侧肌肉的支撑能力，从而达到改善脊柱侧弯的目的；而对于 Cobb 角≤20°的患者，则应注意观察，定期复查，以纠正日常的不良姿态为主。

【应用】

根据患者的 Cobb 角度及身体状况，可将功法运动处方分为纠正性功法运动处方和维持性功法运动处方。

1. 10°≤Cobb 角≤20°　选择维持性功法运动处方，主要选择幅度小、强度低、时间短的功法进行练习，如站桩功、保健功（腰背功、夹脊功、织布式等）、脊柱功等，以腹式呼吸配合功法动作，将气体以鼻吸入背部，甚至腰部命门穴两侧，吸满后，让患者以口呼出，保持深、匀、细、长的呼吸方式，同时用力绷紧周身，尤其是脊柱侧弯区域的肌肉，以维持躯干整体的理想矫正姿势。每次练习 40 分钟以上，每日 2 次以上。

Cobb 角较小或身体功能没有明显下降时，功法练习的目的是防止 Cobb 角进一步加大，同时避免因脊柱侧弯对身体造成进一步的伤害。

2. 20°＜Cobb 角≤40°　选择纠正性功法运动处方，主要选择幅度大、强度高、时间长的功法进行针对性练习。可选择八段锦、易筋经、五禽戏等全套功法练习，亦可选择其中几个术式进行组合练习，如"两手托天理三焦""掌托天门""虎戏""鹿戏"等，通过横向或纵向的拉伸、收缩、旋转脊柱周围肌群，以疏通督脉，增强局部的气血循环，通过拉伸脊椎，可有针对性地对侧弯部分进行重点训练。每次训练量因人而异，每次 10～15 分钟，每日 1～2 次。

Cobb 角度过大可造成机体功能下降，因此该处方训练的目的是减小 Cobb 角及增强身体功能。

【功效】

1. 研究表明，在降低青少年特发性脊柱侧弯 Cobb 角的治疗中，悬吊训练联合医疗体操的疗效最优。由于运动干预是一种简便、易行、有效的防治手段，因此针对性选择运动疗法加强干预，可以有效减缓青少年特发性脊柱侧弯的病情进展。坚持练习八段锦、易筋经等功法，能够在肢体屈伸、收展、旋转过程中，深层次地刺激和带动脊柱相关肌肉、骨骼和筋膜，全方位作用于脊柱各个节段，进而横向和纵向地拉伸脊柱，同时结合深度腹式呼吸，可以进一步引导和加强脊柱周围肌肉，调整脊柱力学平衡，从而发挥纠正侧弯、稳定肌群、松解筋膜的功效，有利于恢复脊柱的正常形态与功能。

2. Cobb 角小的患者，选择站桩功、保健功、脊柱功等功法治疗。其中站桩功可与其他功法联合练习，并结合深度腹式呼吸，能够有效锻炼患者的腰背部、腹部等部位的肌肉力量，并可提高脊柱稳定肌群的作用，限制患者脊柱异常活动，稳定病变关节，缓解局部疼痛，有效矫正脊柱侧弯，进而加快脊柱功能的恢复。

（七）强直性脊柱炎

【概述】

强直性脊柱炎是一种主要累及脊柱、四肢关节，并以椎间盘纤维环及其附近结缔组织纤维化和骨化，以及关节强直为病变特点的慢性炎症性疾病，属于中医学"肾痹""骨痹""督脉病"范畴。中医学认为，久居湿冷之地，或冒雨涉水，劳汗当风，衣着湿冷，或气候剧变，冷热交错而致风湿寒之邪侵袭人体，注于经络，留于关节，气血痹阻而发为本病；岁气湿热行令，或长夏之际，湿热交蒸，或寒湿蕴积日久，郁而化热，湿热之邪浸淫经脉，痹阻气血，筋骨失养而致本病；瘀血阻络、跌仆挫伤，损及腰背，瘀血内停，阻滞经脉，气血运行不畅，筋骨失养而致本病；肾精亏虚，先天禀赋不足，加之劳累太过，或久病体虚，或年老体衰，或房事不节，以致肾精亏损，筋骨失养而发为本病。中医学将强直性脊柱炎辨证为寒湿阻滞型、湿热阻滞型、瘀血阻络型和肾精亏虚型。

西医学认为，强直性脊柱炎是风湿免疫病，病变原发部位是骶髂关节和脊柱的肌腱端，肌腱端的炎症导致韧带骨赘形成、椎体方形变、椎骨终板破坏、跟腱炎和其他改变。强直性脊柱炎早期病变为椎体终板及椎间盘纤维环附着处炎症，继而纤维血管组织向邻近的椎旁韧带、骨膜及骨小梁浸润，随着病程进展，炎性肉芽组织逐渐取代原有组织结构，并伴随反应性骨质硬化形成，慢性炎症持续发展可导致椎间关节纤维性强直，最终进展为骨性强直。强直性脊柱炎晚期特征包括：椎体普遍性骨质疏松、椎旁肌失用性萎缩及胸椎后凸畸形。值得注意的是，椎体终板与椎间盘交界处的慢性炎症反应，正是诱发异位骨化形成的关键病理因素。

【应用】

强直性脊柱炎多见腰背部炎症性疼痛、僵硬与活动受限，好发于青壮年男性且致残率较高，患者逐渐发生躯体功能活动受限，容易产生焦虑、自卑心理，目前该病尚无特效治疗方法。

1. 早期　本病早期可选择练习八段锦、易筋经全套功法。根据患者的脊柱功能情况，可适当选择一定的动作组合进行练习，并配合科学的腹式呼吸。每日练习 2 次，每次 20～30 分钟，功能障碍明显的患者，可适当延长练功时间，每次 30 分钟，每日 3 次。上述功法动作能够进一步恢复肌肉、韧带等软组织的功能，以及脊柱、骶髂关节的活动范围。

2. 后期　本病后期可选择练习保健功的"颈功""夹脊功""腰背功""织布式"等，以及脊柱功的部分动作，以调整脊柱、腰背部的功能，锻炼脊柱与腰骶肌肉，滑利关节，促进脊柱及骶髂关节周围血液循环，从而减轻疼痛。站桩功适用于所有患者，通过特殊的站姿，配合特定的呼吸方式，可深度调节脏腑与脊柱的关系，促进周身的气血循行。

【功效】

1. 通过八段锦与易筋经等功法的主动牵引、拉伸，配合主观能动性的意念活动，在形体锻炼中有意识地对患处进行合理刺激，一方面可以增强关节的拉伸度，维持脊柱的正常生理曲度，保持并改善关节及胸廓的活动度，防止肌肉、韧带失用性萎缩，提高患者生活质量；另一方面可以引导更多的气血流向关节，以持续濡养关节筋脉。同时，练功过程中的呼吸运动，即吐故纳新，能呼出体内浊气，使邪气跟随而出，并吸纳外界清气，加强患者体内浊气与自然界清气的交换，达到调神、调气、调形的统一，以培补元气，内壮脏腑，外养筋骨。

2. 后期患者出现关节变形、活动明显受限等症状，练习保健功、站桩功、脊柱功等，能纠正患者的不良习惯，实现对关节的适度拉伸，刺激关节周围软组织，使得各关节协调能力提升，加快局部血液循环，改善血供，最大程度地解除关节、肌肉痉挛状态，重新激活失用的关节、软组织等，增强局部力量，有效改善关节活动能力。

3. 大量临床研究表明，运动处方在强直性脊柱炎的预防、治疗和康复过程中不可或缺。通过有针对性的运动处方，可在一定程度上维持或改善脊柱及相关关节的活动度，提高心肺功能，防止关节僵硬畸形、肌肉萎缩，降低致残率、复发率，延缓功能衰退，降低患者的残疾程度，甚至还可以减轻患者的抑郁、焦虑等心理症状，从而提高患者的生活质量。诸多研究发现，运动处方联合常规疗法治疗强直性脊柱炎有确切的疗效，且显著优于纯药物疗法或其他单一疗法。个性化的传统运动处方适合本病的治疗，同时有规律的主动锻炼优于无规律的被动锻炼。

（八）退行性膝关节炎

【概述】

退行性膝关节炎是指因膝关节的退行性改变和慢性积累性关节磨损造成的一种以关节软骨变

性、破坏及骨质增生为主要病理特征的慢性关节病，又称"膝骨关节炎""老年性关节炎"等。退行性膝关节炎是最常见的骨关节炎，女性发病率高于男性，属于中医学"骨痹"范畴。

本病的病机以"虚"和"瘀"为主，可因风、寒、湿等外邪引发。中医学认为，肾主骨，肝主筋，人至中年，肝肾亏虚，精血不足，筋骨失养，膝关节气血不足，易感风、寒、湿等外邪，从而在膝部形成寒凝、痰阻、瘀滞等，阻滞经络，而致不通则痛、不荣则痛。因此，肝肾亏虚是本病的基本病机，风、寒、湿等外邪侵袭及跌仆扭伤为诱发因素，血瘀为病理产物，亦为致病因素。

临床多采用视觉模拟评分法（VAS）评价膝关节疼痛程度，西安大略和麦克马斯特大学骨关节炎指数（WOMAC）评价骨性关节炎（OA）的严重程度。

【应用】

退行性膝关节炎的产生系腰膝部及膝关节周围肌肉力学平衡失调所致，故应对症施功，以改善腰膝关节平衡、增强下肢肌肉力量，恢复膝关节功能。

1. 中重度 疼痛较明显时，应以小幅度、坐位训练为主，以减轻膝关节受力。如保健功中重点练习"温肾搓腰""调和带脉"等功法，以疏利督脉与膀胱经经气，强腰固肾，调和带脉，恢复腰部肌肉力量，增强腰部承重能力，为膝关节减负。

2. 轻度 疼痛不明显时可选择八段锦、易筋经等功法。①八段锦："摇头摆尾去心火""左右开弓似射雕"及"攒拳怒目增气力"中的马步动作，可使膝关节周围肌群在反复的蹲起动作中拉长、收缩，从而促进膝关节的气血循环，缓解膝关节的疼痛症状。②易筋经：重点锻炼"三盘落地""倒拽九牛尾""卧虎扑食"等功法，锻炼下肢股四头肌、股二头肌、内收肌、半腱肌、半膜肌、髂腰肌等，以增强腰部、下肢力量，恢复膝关节周围肌肉的力学关系，解除髌韧带的痉挛，减轻其对滑膜的刺激，从而降低疼痛程度。功法练习每次30分钟，每日1~2次。

【功效】

1. 通过八段锦和易筋经等功法中的"马步""弓步"类动作，使肌肉等长或等张收缩，以达到增强肌力的目的，从而对膝周各核心肌群进行力学纠正和改善。功法练习过程中的步伐改变、重心转移等动作，均以持续性屈膝为主要特点，从而对膝关节进行持续性的良性刺激，并将该刺激形成"关节（感受器）-传入神经-神经中枢-传出神经-关节（效应器）"的反射通路，通过这种良性调整，能够重新恢复膝关节周围软组织的正常肌张力和肌力，进一步保护膝关节，促进膝关节功能的恢复。

2. 膝关节半月板及软骨面的退化、磨损与变形，导致下肢力学失衡，是本病的重要致病因素。在传统功法训练的过程中，躯体重心在两膝间轮换，为了维持躯体平衡，膝关节周围的肌肉及韧带等结构会进行离心或向心地舒张、收缩运动，从而形成一定强度的抗阻运动，如果抗阻运动失衡则出现疼痛，如果抗阻运动平衡且合理，则膝关节周围的肌肉力量得以增强，可松解局部的痉挛状态，从而重新调整膝关节的力线，使之趋于平衡。另外，功法锻炼能够减轻膝关节疼痛，主要是通过拉伸、收缩等动作激活膝关节深部组织中的感受器，并将深部感受器所获得的感觉信号上传到中枢神经系统调制痛觉信号，整合信息后通过抑制交感神经、兴奋副交感神经，实现交感-副交感系统的平衡，最终经神经-内分泌-免疫途径来发挥缓解疼痛的作用。

（九）骨质疏松症

【概述】

骨质疏松症是以骨组织微结构受损、骨矿成分和骨基质等比例减少、骨质变薄、骨小梁数量减少、骨脆性增加和骨折危险度升高为主症的一种全身骨代谢障碍疾病。西医学认为，骨质疏松症并非一种独立性疾病，其发病原因很多，一般分两大类，即原发性骨质疏松症和继发性骨质疏松症。原发性骨质疏松症可分为绝经后骨质疏松症（Ⅰ型）、老年性骨质疏松症（Ⅱ型）和特发性骨质疏松症。绝经后骨质疏松症（Ⅰ型）多发生在妇女绝经后 5~10 年，老年性骨质疏松症（Ⅱ型）多为 70 岁以后发生的骨质疏松症，特发性骨质疏松症主要发生在青少年时期，病因不明。此外，符合骨骼发育、成长、衰老基本规律的骨质疏松症为退行性骨质疏松症。

骨质疏松症的主要临床表现为骨痛、脊柱畸形、骨折等，属于中医学"骨痹""骨痿"范畴。中医理论认为，人体生、长、壮、老都与肾关系密切，肾虚精亏，不能生髓充骨，就会出现骨软、骨折；肾精充盈，则可生髓充骨，使骨、齿坚固有力。人体进入老年，肾气逐渐亏虚，肾虚又会导致肾精不足，肾化精、生髓、养骨功能下降，从而导致骨髓空虚、骨密度下降。随着年龄不断增长，骨密度会逐渐降低，导致骨强度减弱，骨质疏松症的发病率也会随之提高。因而肾虚精亏，脾胃虚弱，后天失养，或外邪侵袭，均可引起骨质疏松症的发生。中医学将骨质疏松症辨证为肾虚精亏型、正虚邪侵型、先天不足型等。

【应用】

功法锻炼以骨痛、脊柱畸形患者为主要练习对象，以肌肉练习为主。

1. 疼痛　以疼痛为主症的患者，可选择练习保健功、脊柱功、站桩功，以幅度小、轻柔舒缓的功法动作对患处进行适度刺激。如保健功中的"颈功""夹脊功""腰背功"等；脊柱功中的"仙鹤点水""望月观星""左顾右盼"等；站桩功中的"三圆式站桩""自然式站桩"等，以动作舒缓的静力训练为主，促进周身血液循环，缓慢刺激肌肉，使骨骼肌含量逐渐恢复，从而促进骨代谢，减轻疼痛。

2. 脊柱畸形　以脊柱畸形为主症的患者，选择练习八段锦、易筋经等功法。重点锻炼八段锦中的前四式与第八式；易筋经中的"韦驮献杵""摘星换斗""九鬼拔马刀""倒拽九牛尾"等动作。可反复练习若干次，以自身体力为限。

【功效】

功法具有动静结合、协调柔和、刚柔并济的特点，练习时以腰为轴，以脊柱带动四肢完成屈、伸、展、收及旋转等动作，增大运动范围，促使骨骼、肌肉、韧带、关节进行多维度运动，从而增强其力量，促进局部血液循环，增大对骨骼的刺激，提高骨骼新陈代谢能力，促使骨密度增加。坚持长期运动有助于维持老年人的肺功能，增强体力活动能力，显著提高生活质量。相关研究表明，长期练习八段锦可有效降低血清细胞因子白细胞介素 -6、TNF-α 等含量，从而改善局部及全身炎症反应，有利于疼痛缓解。

大量临床及实验研究证实，八段锦等传统功法可直接或间接地改善骨组织，增加骨代谢，促进骨形成，增加骨含量，同时还能将骨所受的压力等机械应力信号转化为化学信号，进而刺激成骨细胞活化，促进损伤的成骨组织修复，从而改善骨组织结构及形状，有效增加骨量，提高骨密度，达到防治骨质疏松症的目的。

二、内科疾病

（一）高血压

【概述】

高血压是指以体循环动脉血压（收缩压和/或舒张压）增高为主要特征（收缩压 ≥

140mmHg，舒张压≥90mmHg），可伴有心、脑、肾等器官功能或器质性损害的临床综合征。随着人口老龄化的日益加剧和工作压力、生活节奏紧张带来的焦虑，高血压已成为全球范围内的重大公共卫生问题。据世界卫生组织（WHO）统计，全球约有11.3亿人患有高血压，我国的高血压患病率也呈上升趋势。中医学认为，该病是由于脏腑功能失调，气血津液代谢紊乱，导致风、火、痰、瘀等病理因素相互作用，上扰清窍，发为眩晕、头痛等症状。古代医学文献中，没有明确的"高血压"这一诊断，可将其归属于"眩晕""头痛"范畴。本病病位在脑，主要涉及肝、肾、脾、心四脏，中医辨证为肝阳上亢型、肝肾阴虚型、痰湿壅盛型、气血两虚型、血脉瘀阻型。

高血压的病因迄今未明，与遗传、生活方式、内分泌、肾脏等因素有关，可能是多种因素共同作用的结果。高血压表现为体循环动脉压增高，周围小动脉阻力增大，同时存在不同程度的新陈代谢障碍。长期血压增高会导致血管的功能和结构发生改变，继而心脏、肾脏、大脑等器官会逐渐被波及，导致心室肥大、心衰、脑出血、肾衰等，甚至出现多器官衰竭而死亡，根据病因可将其分为原发性高血压和继发性高血压。

【应用】

高血压因肝肾亏虚、气机紊乱导致，因此静心安神、补肾平肝是治疗高血压的总则。

1. 肝阳上亢型　症见头胀痛、头晕耳鸣、烦躁易怒、目赤口苦等，治以平肝潜阳，功法宜选用放松功。放松功可以循序渐进练习，先采用"分段放松法"，从头部开始，循肩臂至手指，再从胸、腹、两下肢至两足，同时默念"松"字，如此自上而下练习3遍，最后两手合于下丹田，意守5～10分钟。"分段放松法"熟练掌握以后可练习"整体放松法"，将全身作为一个整体，吸气时自上而下，如醍醐灌顶一般从头到脚放松，呼气时默念"松"字。

2. 肝肾阴虚型　症见头晕、健忘、失眠、耳鸣、眼干、口干、手足心热等，治以补益肝肾，宁心安神，可以采用保健功。取站立位或坐位，练习"鸣天鼓"，两手掌心捂住两耳，四指向后按于枕后，食指压在中指上并轻轻滑落，敲击后枕部，耳内可闻及敲鼓声，对防治高血压之头晕、头痛、耳鸣、耳聋有一定作用；将两手搓热，捂于双侧肾俞穴，再以命门穴和肾俞穴为中心自上而下搓腰18次，可以壮腰健肾，对防治肾精亏虚导致的腰膝酸软有一定作用；取坐位，以涌泉穴为中心，用左手掌擦右足心，右手掌擦左足心，各100次，至脚掌发热为度，有助于引气血下行，可以防治高血压导致的头目眩晕。

3. 血脉瘀阻型　症见头痛如针刺、痛处固定不移、唇舌紫暗或有瘀斑，治以活血化瘀。可以选用易筋经"韦驮献杵"势，两脚分开与肩等宽，身体端正直立，头如顶物，虚领顶劲，两目微闭，露一线光明，目视前方，两手掌心相对，于胸前中丹田或腹部下丹田抱球，心境澄明，神意内敛，引气血周流，血压则降。

4. 痰湿壅盛型　症见头晕目眩、头昏沉、胸闷心慌、下肢水肿、大便黏腻等，治以健脾益气。可以采用五禽戏的"熊戏"，团胸松腹，晃动肩膀，用丹田内劲带动身体转动，通过肩、肘、腕、髋、膝、踝等各关节的运动，使腹部有牵拉舒畅感，从而发挥调理脾胃、疏肝理气、壮腰健肾的目的，对防治因脾虚导致的痰湿壅盛型高血压有一定效果。

5. 气血两虚型　症见头晕、失眠、面色㿠白、疲乏无力、纳食不馨等，治以益气养血。可以练习八段锦之"调理脾胃须单举"，通过双手轮流上举下按动作，实现对手三阴、手三阳经的拉伸，还通过身体的拉伸和扭转，刺激足阳明胃经和足太阴脾经，有助于浊气下降、清气上升，达到健运脾胃、调畅气机之效，从而促进气血生化，调节精神状态。

【功效】

1. 练习养生功法对高血压有较好疗效，对于通过药物来控制血压的患者，功法锻炼后虽未能在短时间内使血压快速下降，但可明显减少降压药物的用量，阻断或延缓高血压对全身血管和脏器的损害。

2. 研究表明，八段锦练习可以降低内皮素 - 1（ET-1）含量，改善血管内皮功能，调节血管张力，发挥降压作用；还可以通过调节自主神经功能，降低心率变异性指标低频/高频比值等，增强迷走神经张力，重建交感 - 迷走神经的平衡，使血压下降。此外，功法锻炼对高血压患者的血糖、血脂也有调节作用，可以改善胰岛素抵抗，增强胰岛素活性，实现对高血压患者的健康管理。

因此，养生功法作为治疗高血压的非药物疗法，对于人体具有综合性调整作用，可以提高药物疗效与疾病的治愈率，提高患者生活质量，在一定程度上还可以弥补药物治疗的不足，是高血压治疗过程中必不可少的一种康复手段。

（二）糖尿病

【概述】

糖尿病是一组以高血糖为特征的代谢性疾病，由于胰岛素分泌缺陷或其生物作用受损，或两者兼有引起。高热量、高脂肪、高糖饮食是引发糖尿病的重要危险因素，工作、生活压力大导致情志失调也是糖尿病高发的原因。本病属于中医学"消渴"范畴，《素问·奇病论》中说："此人必数食甘美而多肥也，肥者令人内热，甘者令人中满，故其气上溢，转为消渴。"本病的病因、病机比较复杂，与禀赋不足、饮食不节、情志失调、劳欲过度等有关，其基本病机是阴虚为本，燥热为标，气阴两虚，瘀血内阻，脏腑功能失调，最终导致阴阳两虚。本病与肺、胃、肾三脏密切相关，由于肺、胃、肾三脏功能失调，津液代谢失常，从而出现多饮、多食、多尿等症状。根据本病临床表现的不同可将其分为上消、中消和下消，常见辨证分型为肺热津伤型、胃热炽盛型、肾阴亏虚型、阴阳两虚型。

西医学认为，糖尿病的主要发病机制为胰岛素抵抗和 β 细胞功能缺陷。在 2 型糖尿病中，胰岛素抵抗和胰岛素分泌不足共同作用，导致血糖升高。胰岛素抵抗使得机体对胰岛素的敏感性降低，组织细胞对葡萄糖的摄取和利用减少，同时，β 细胞功能缺陷导致胰岛素分泌不足，不能满足机体对胰岛素的需求，从而引起血糖升高。糖尿病典型临床表现是"三多一少"，即多饮、多食、多尿和消瘦。高血糖长期存在，会导致各种组织，特别是眼、肾、心脏、血管、神经的慢性损害或功能障碍，从而出现皮肤瘙痒、视物模糊、手足麻木或刺痛、肥胖、高血压、高血脂等代谢综合征。糖尿病主要分为 1 型糖尿病、2 型糖尿病和妊娠糖尿病。

【应用】

1. 肺热津伤型　症见口干舌燥、烦渴多饮、多汗、尿频量多等，治以润肺清热，功法可以选练六字诀之"呬"字诀。"呬"为泻，吸为补。泻肺中邪气时，吐"呬"字音，平声向外，两掌缓缓向前平推，逐渐转掌心向前，意想将邪气从肺中推出体外。每日可练习 2~3 次，每次练习 20~30 分钟。

2. 胃热炽盛型　症见形体消瘦、多食易饥、口渴尿多、大便干燥等，治以清胃泻火、滋阴润燥，可以选练六字诀、八段锦、五禽戏等。①六字诀之"呼"字诀：双手缓慢向上抬起，至与肚脐同高，掌心向上，同时吸气、提肛、收腹；然后双手翻转，掌心向下，呼气，念"呼"字，同时双手缓慢下按至小腹前。②八段锦"调理脾胃须单举"：双脚并拢，自然站立，膝盖微微弯曲，保持身体放松；双手掌心向上，手指相对，从腹部前方慢慢向上托起，至胸部时，左手向上伸直，掌心向上，随后翻掌上举，右手向下按至右腹部前方，掌心向下；保持这个姿势片刻后慢慢回到起始姿势，然后换另一侧重复此动作。每日练习 1~2 次，每次练习整套八段锦 30~40 分钟。这一式对脾胃有较好的调理作用。③五禽戏之"熊戏"：以腰为轴带动身体，两拳画圆，可按摩腹部内脏器官，健运脾胃，促进消化，发挥对脾胃的调节作用。每日练习 1~2 次，每次练习 30~45 分钟。

3. 肾阴亏虚型 症见尿量频多、尿液浑浊如脂膏、腰膝酸软、头晕耳鸣、口干唇燥等，治以滋阴补肾，可以选练六字诀、易筋经等功法。①六字诀之"吹"字诀：吐"吹"字音，两掌沿腰骶、大腿外侧下滑至腹部前方，呈环抱球状，意想肾中浊气淤积向下排出体外。阖补动作为：深吸气，两掌慢慢收回到肚脐两侧，再沿带脉向后划至腰部，掌心贴腰眼，掌指向下，两膝微屈下蹲，意想自然之气纳入两肾，以达填精髓、补肾气之功。②易筋经"九鬼拔马刀"：通过身体的扭转和伸展，可以刺激和调节身体各个脏腑，促进气血流通，增强脏腑功能，对肾脏代谢功能和糖尿病导致的微循环障碍有一定的调节作用。每周练习 3~4 次，每次练习 45~60 分钟。

4. 阴阳两虚型 症见面容憔悴、耳轮干枯、腰膝酸软、畏寒肢冷、四肢不温等，治以温阳滋肾，保健功对阴阳两虚型糖尿病有较好的治疗作用。自然呼吸，用意引肾水上升至咽喉及舌根，使喉舌得润；舌抵上腭，意想该处有一股凉水流向舌中，候津液满口时，鼓漱咽下；舌抵上腭，意想肾水从背部上升，洗背，次转至心经，清心火；意想足底涌泉之水上升，冲洗全身；再以双手拇指同时点按足三里，以酸胀为度，也可用双手中指点按，持续 1~2 分钟；稍停 3~5 分钟后立正，身稍后仰，双手用力上托 30 次，平静呼吸后，行吐浊纳清法；复叩齿咽津，咽时汩汩有声，用意念将津液直送至下丹田中；再以涌泉穴为中心，用左手掌擦右足 100 次，右手掌擦左足 100 次，稍用力以脚掌发热为度。

易筋经对糖尿病各型均有较好的疗效，可以练习全套功法，也可以重点练习"掌托天门""摘星换斗"等势。①锻炼"掌托天门"时，需要上肢撑举，下肢承重，通过动作引导可调理上、中、下三焦之气，并使手、足三阴经之气血通畅，从而改善肺、胃、肾阴阳失调的状态。②锻炼"摘星换斗"时，以腰带动上身转体，使得腹腔脏器如肝、胆、脾、胃、胰腺等，均受到柔和的刺激，从而促进各脏器生理功能的发挥，尤其是刺激胰腺分泌胰岛素，有助于降低血糖。

【功效】

现代研究表明，功法对人体具有综合性调整作用，通过养生功法锻炼可以健运脾胃，养阴生津，练功后唾液增多，腺体分泌增加，所以胰岛素的分泌也会相应增加，有助于糖尿病患者的康复。对糖尿病患者来说，选择适宜的功法锻炼，不仅能降低血糖、尿糖，还可以减少降糖药物的用量，对高血糖导致的全身脏器与血管损害具有明显的缓解作用。

研究显示，练习六字诀功法可以改善糖尿病肾病患者体质，纠正糖代谢紊乱，改善肾功能，降低血脂，改善血流动力学异常，降低糖化血红蛋白、甘油三酯和低密度脂蛋白水平。

轻度糖尿病患者，可练习八段锦、易筋经等，以提高身体的柔韧性、平衡力和协调性。易筋经的"倒拽九牛尾"等动作，通过身体的转动和手臂的屈伸，可以锻炼上、下肢和腰部的肌肉力量，同时也能促进血液循环。中度糖尿病患者可以练习六字诀。重度糖尿病患者，可以选择保健功进行练习。

对于伴有周围神经病变的糖尿病患者，可以重点练习八段锦的"左右开弓似射雕"，通过下肢屈伸和脚步移动，刺激下肢的神经和肌肉，促进血液循环和周围神经病变的恢复。对于伴有视网膜病变的糖尿病患者，可以通过"搓掌熨目"等方式，改善眼周血液循环。

因此，养生功法锻炼作为治疗糖尿病的重要手段，对于提高降糖药物的治疗效果，并减轻其毒副作用具有积极的意义。

（三）肥胖症

【概述】

肥胖症是由多种因素引起的，以体内脂肪总量过多和（或）局部脂肪含量增多、脂肪分布异常、体重增加为特征的慢性代谢性疾病。世界卫生组织认为，肥胖症不仅会给人类健康带来巨大危害，还会严重影响患者的心理健康，甚至会影响社会经济，因此世界卫生组织将其列为对健康有重大影响的第五种危险因素。中医学对于肥胖症没有固定的名称，《素问·通评虚实论》中有"肥贵人"的描述，《灵枢·卫气失常》中根据人的形体特征将肥胖分为"脂人""膏人""肉人"3种类型，并认识到肥胖可以转化为消渴。中医学认为，肥胖症的发生多与先天禀赋、饮食不节、劳逸失常、情志失调等因素有关，其基本病机为脾胃运化失常，痰湿内生，气滞血瘀。本病病位在脾、肾，并与心、肺、肝、胃等脏腑相关，多属本虚标实之证，本虚以脾、肾不足为主，标实多为痰湿、气滞、血瘀、内热等，其中痰湿是肥胖症的基本病机。肥胖症的中医辨证分型包括：脾虚湿阻型、胃热滞脾型、痰浊内盛型、脾肾阳虚型等。

西医学认为，肥胖症主要包括3个特征：脂肪细胞数量增多、体脂分布失调及局部脂肪沉积。简单而言就是，能量摄入增加和消耗减少，导致能量不平衡，过剩的能量就以脂肪的形式储存于体内，从而导致肥胖。肥胖症按照病因，可以分为单纯性肥胖和继发性肥胖，按照肥胖分布部位可以分为中心性肥胖（腹型肥胖）和周围性肥胖（臀型肥胖）。

【应用】

养生功法锻炼可以健脾化湿，温阳补肾，促进气血流动，从而调节脏腑功能。

1. 脾虚湿阻型　症见肥胖臃肿、神疲乏力、脘腹胀满（晨轻暮重，劳则尤甚），以健脾利湿为主要治则。①六字诀选用"呼"字诀：念"呼"字，同时配合左右推掌10~15次，以健脾利湿。②八段锦选用"调理脾胃须单举"：左手向上伸直，掌心向上，同时右手向下按，掌心向下，这个过程中要尽量伸展，感觉身体被拉长，上举的手臂会拉伸到大肠经、心经等经络，下按的手臂则会刺激到三焦经、小肠经等经络。此功法不仅有助于调节脾胃的气机升降，还有助于健脾利湿。

2. 胃热滞脾型　症见肥胖多食、消谷善饥、口臭口干、大便秘结等，以清胃凉血、通腑泄热为主要治则，可以选练六字诀、站桩功等。①六字诀选用"呵"字诀，胃热滞脾用泻法：双手在胸前翻掌向下按，发"呵"音，意想热与火由上向下泻出体外。②站桩功：双脚平行，与肩同宽，膝盖微微弯曲，脚尖向前；身体重心落在两脚之间，保持身体的平衡和稳定；头如顶物，目视前方，虚领顶劲；两臂自然下垂，掌心向内，意念置于下丹田，自然呼吸或腹式呼吸。一般站桩15~20分钟。

3. 痰浊内盛型　症见身体肥胖、懒言少动、胸脘痞满、嗜食肥甘、口渴不欲饮、大便黏滞不爽等，以豁痰除湿为主要治则，可以选练六字诀、易筋经等功法。①六字诀中的"呬"字诀可润肺化痰。泻肺中邪气时，吐"呬"字音，平声向外，两掌缓缓向前平推，逐渐转掌心向前，意想将邪气从肺中推出体外。②易筋经练习"韦驮献杵"势可以调节心经和小肠经，有助于提高心脏和小肠的功能，对由于心气不足、小肠湿热导致的肩臂肥胖具有较好的调理作用，可反复练习10~15遍。练习"摘星换斗"势可以调节肝经和胆经，对由于肝失疏泄、气机郁滞导致的腰腹肥胖具有较好的调理作用，可反复练习10~15遍。练习"倒拽九牛尾"势，通过拉伸和扭转身体，也可以调节肝经和胆经，对由于肝失疏泄、气机郁滞导致的腰腹肥胖具有较好的调理作用，可反复练习10~15遍。

4. 脾肾阳虚型　症见形体肥胖、疲乏无力、畏寒喜暖、虚浮肿胀、五更泄泻等，以温阳补肾、健脾益气为主要治则。练习五禽戏可以调节身体的气血流通，增强身体的协调性和灵活性，久练可以消耗身体的能量，减少脂肪堆积，对于肥胖症患者大有益处。①虎戏主要通过增强肌肉力量和促进血液循环来帮助减肥，对腿部、臀部和背部肥胖具有较好的调理作用，可反复练习10~15遍。②鹿戏通过拉伸和扭转身体，来提高机体柔韧性，调节内分泌，对由于代谢紊乱导致的肥胖具有较好的调理作用，可反复练习10~15遍。③熊戏主要锻炼腰部和腹部的肌肉，可以减少腰部和腹部的脂肪堆积，对由于便秘导致的腰腹部肥胖具有较好的调理作用，有助于增强核心力量，促进消化，可反复练习10~15遍。④猿戏通过快速地移动和跳跃，有助于提高心肺功能，增强身体协调性，对因肥胖导致的心肺功能减退具有较好的调理作用，可反复练习10~15遍。⑤鸟戏有助于放松身心，缓解压力，对于因精神压力、暴饮暴食导致的压力性肥胖具有较好的调理作用，可以帮助肥胖症患者放松身心，促进新陈代谢，可反复练习10~15遍。

【功效】

养生功法可以改善身体代谢、增强身体功能、调节心理状态、促进消化功能，对因慢性能量平衡失调导致的肥胖症有较好的防治作用。

易筋经中的"韦驮献杵""摘星换斗"等势，通过身体的伸展、扭转和力量的控制，配合深慢呼吸，能使全身肌肉有节奏地收缩和放松，从而提高身体代谢率，有助于减少脂肪堆积，改善身体形态，增强肌肉力量以支撑身体重量，减轻关节压力，预防因肥胖引起的关节疾病。

八段锦作为一种导引疗法，通过形体运动配合呼吸锻炼，可以调节身体的气血运行；通过呼吸调动膈肌，可以调节胰腺、甲状腺等内分泌系统，改善身体对胰岛素的敏感性，调节甲状腺激素的分泌，对自主神经也有一定的调整作用，从而促进脂肪代谢的正常进行。

五禽戏中的"熊戏"，通过模仿熊的腹部运动，对腹部进行轻柔的挤压和按摩，可以促进胃肠的蠕动和消化液的分泌，有助于改善消化不良、便秘等问题，通过调节人体代谢治疗肥胖症。

（四）哮喘

【概述】

哮喘是一种常见的慢性呼吸道疾病，以气道炎症、气道高反应性和可逆性气流受限为主要特征。哮喘患者常出现喘息、气急、胸闷或咳嗽等症状，严重影响患者的生活质量和健康。中医学认为，哮喘的发生与肺、脾、肾等脏腑功能失调有关，同时因外邪六淫侵袭、饮食不当、病后体虚、情志失调等，导致肺气壅阻，气不布津，聚液生痰，肺气上逆，发为哮喘。该病属于中医学"哮病""喘证"范畴。哮病以喉中哮鸣有声为主要特征，喘证以呼吸困难为主要特征。哮喘发作时，常表现为哮病与喘证并见。哮喘发作期可以分为冷哮、热哮、风痰哮证；缓解期可以分为肺脾气虚证和肺肾两虚证。

西医学认为，哮喘具有多基因遗传倾向，花粉、尘螨、动物皮毛、真菌等吸入性过敏原，牛奶、鸡蛋、鱼虾等食物过敏原，以及呼吸道病毒、细菌、支原体等引起的呼吸道感染，均可引起气道炎症和气道高反应性，导致哮喘发作。哮喘患者的气道对副交感神经的敏感性增高，对交感神经的敏感性降低，导致气道痉挛和气道高反应性。哮喘临床表现为突然发作的呼吸困难，伴有哮鸣音，以及干咳或咳白色泡沫样痰，喘息的程度不一，可从轻微的呼吸不畅到严重的呼吸困难，甚至呼吸衰竭。哮喘可在夜间或清晨加重，也可在接触过敏原、冷空气、运动后发作，发作时患者常感到呼吸急促、胸部憋闷、压迫感，严重时可伴有胸痛、端坐呼吸、大汗淋漓、口唇发绀等症状。临床可将哮喘分为发作期和缓解期。

【应用】

1. 哮喘发作期　此时一般不建议进行功法锻炼，因为此时患者可能出现喘息、气急、胸闷或咳嗽等较为严重的症状，身体较为虚弱，需要以休息和药物治疗为主来缓解症状，控制病情。但针对因哮喘发作导致的紧张、呼吸急促，可以练习三线放松功。第一条线：从头部两侧开始，沿着颈部两侧、肩部、上臂、前臂、手部，一直到指尖；第二条线（前面）：从面部开始，沿着颈部前面、胸部、腹部、大腿前面、小腿前面、足部，一直到脚趾。第三条线（后面）：从头部后面开始，沿着颈部后面、背部、腰部、臀部、大腿后面、小腿后面、足部，一直到脚趾。每天锻炼 2 次，每次 30 分钟左右。也可采用局部放松法，重点放松定喘、肺俞等穴，配合摩丹田、搓鼻等。

2. 哮喘缓解期：此时可以练习动功，以健脾化痰，宣肺止咳。

（1）肺脾气虚型：症见气短声低、自汗畏风、倦怠乏力、体虚易感、食少便溏等，治以健脾益肺。①选练易筋经"横胆降魔杵""掌托天门""出爪亮翅"等势。练习"横胆降魔杵"时两臂一字平开与肩相平，两足跟抬起，脚趾抓地，能够有效发挥宽胸理气、疏通经络、平衡阴阳、改善心肺功能的作用；"掌托天门"，两上肢撑举，下肢提踵，通过动作导引，可调理上、中、下三焦之气，引血上行，从而改善上焦心、肺功能；"出爪亮翅"收掌时需缓缓吸气，推掌时要缓缓深呼气，通过伸臂推掌、屈臂收掌、展肩扩胸的导引运动，促进自然之清气与人体之真气在胸中交汇融合，从而调畅气机，增强肺气。②选练八段锦中的"两手托天理三焦"等功法，注意配合呼吸，两手上提时自然吸气，两手下落时缓慢深长呼气。

（2）肺肾两虚型：症见短气息促，动则为甚，或腰膝酸软、脑胀耳鸣、五心烦热、颧红盗汗、畏寒肢冷、面色苍白等，治以补益肺肾，纳气平喘。可以选练六字诀中的"呬"字诀和"吹"字诀。①练习"呬"字诀补肺气时，意想大自然之气随两手慢慢收回到左右肺叶，同时吸气，不发音。两手与肩等高，落肘夹肋，掌心相对，展肩扩胸，藏头缩项的动作，显示出"呬"字诀功法以补、以阖为目的。②"吹"字诀吸气时，两手掌自肚脐两侧沿带脉向后摩至腰后命门穴；屈膝下蹲，同时开始呼气并读"吹"字，两手掌沿臀部和大腿后侧向前，呈环形置于腹前，慢慢回收至肚脐两侧。

【功效】

锻炼八段锦、六字诀等养生功法，有助于增强呼吸功能，调节免疫系统，缓解心理压力，促进整体健康。例如，针对哮喘患者因气道狭窄和炎症导致的肺活量低下，可在练习八段锦时采用腹式呼吸，通过缓慢、深沉的呼吸方式，使膈肌上下运动幅度增大，有助于增加胸腔容积，提高肺活量，改善肺通气。六字诀中的"吹"字诀，在呼气时配合特定的动作，可以强化腹部和肋间肌肉的收缩能力，提高呼气的力度，有助于患者更好地排出肺部的残留气体，减少气体潴留，减轻哮喘症状。

研究表明，长期坚持功法锻炼可以降低体内炎症因子的水平，白细胞介素-4、白细胞介素-5 等炎症因子在哮喘的发病过程中起着重要作用。功法锻炼还可以通过调节免疫细胞的活性和功能，促进免疫细胞的增殖和分化，增强免疫系统的防御能力，从而增强机体的免疫力，提高身体对疾病的抵抗力。此外，通过养生功法锻炼还可以促进血液循环，增强身体的代谢功能，提高哮喘患者的整体健康水平。

在功法锻炼过程中，患者专注于动作和呼吸的配合，从而排除了杂念，使焦虑和抑郁情绪得到缓解。

（五）内脏下垂

【概述】

内脏下垂是指胃、肾、子宫、直肠等内脏器官偏离了正常的生理位置而向下移位。内脏下垂可能会引起一系列的身体不适，如消化不良、腹部坠胀、尿频、脱肛等。该病发病原因较为复杂，可能与身体虚弱、长期营养不良、过度劳累、产后恢复不良等因素有关。

内脏下垂属于中医学"中气不足""脾气下陷"范畴。古代文献中，根据下垂脏器及其临床特点，将内脏下垂分为"胃下""胃缓""阴挺""脱肛"等。本病的病机为脾气亏虚，升举无力，气机下陷，机体对脏腑的维系升举之力减弱，从而导致内脏器官位置下移。脾虚气陷可使清阳不升，浊阴不降，故内脏下垂可见少腹胀满坠胀、尿频、胃下垂、子宫脱垂、肾下垂、脱肛、尿道膀胱脱垂、直肠脱垂、阴道前后壁膨出等病症。内脏下垂中医辨证分型为脾气亏虚型和中气下陷型。

西医认为，身体的解剖结构异常；或久病导致消瘦、乏力；或腹部脂肪减少，各种悬垂韧带松弛；或腹部手术后及女性多次妊娠等，引起腹部与盆底肌肉、韧带松弛等，均可能导致内脏下垂。此外，某些疾病如消耗性疾病、神经系统疾病等，也可能引起内脏下垂。所有内脏下垂几乎都有消瘦、乏力、头晕、心悸等全身症状，其他临床症状由于病因及下垂部位的不同而表现各异。例如，胃下垂表现为腹痛、腹胀、上腹不适、恶心、呕吐、食欲不振；肾下垂表现为腰痛、尿频、尿急、血尿等；子宫下垂表现为腹部下坠、腰骶部酸痛、子宫从阴道内脱出、白带增多、月经紊乱、排尿困难、尿失禁等。

【应用】

1. 脾气亏虚型　症见脘腹闷胀，时有隐痛，劳则尤甚，或畏寒喜暖、纳差便溏等，治以健脾益气。可以选练八段锦的"两手托天理三焦""调理脾胃须单举"，帮助提升内脏器官的位置，增强脾胃功能。锻炼时，两手或单手上举可以配合逆腹式呼吸，上举时吸气，小腹慢慢向里收，下落时呼气，小腹慢慢向外鼓，如此锻炼 3 次后，自然地稍作停顿，停顿时意守丹田，此功法可反复练习。

2. 中气下陷型　症见脘腹痞满、坠胀不舒、倦怠乏力、纳谷不馨、嗳气频频、面色少华、形体消瘦等，以升阳举陷为治则。站桩功和保健功可以帮助提升内脏器官的位置，增强腹部肌肉的力量，改善内脏器官的血液循环。①站桩的姿势可以根据个人的身体状况进行调整，双脚与肩同宽，膝盖微微弯曲，两腘空松，头如顶物，虚领顶劲，腰部挺直，腹部放松，双手自然下按或抱球于下丹田。盆腔器官脱垂可重点锻炼三圆式站桩功，锻炼时讲究足圆、臂圆、手圆，配合顺腹式呼吸，吸气时腹部隆起，呼气时腹部收缩，以增强腹部和盆腔的肌肉力量，提高内脏器官的支撑力，从而改善内脏下垂的症状。练习站桩功时配合提肛运动，有意识地收缩肛门和会阴部位的肌肉，然后自然放松，重复练习，可以增强肛门和会阴部位的肌肉力量，改善盆腔血液循环，对于内脏下垂，尤其是子宫脱垂和直肠脱垂有一定的辅助治疗作用。②肾下垂、子宫下垂还可以应用保健功的"摩丹田""擦涌泉""擦命门"。"摩丹田"时先将两手掌搓热，然后左手手掌按逆时针方向绕脐摩动，摩动的同时上托腹部，如此周而复始练习100次；"擦涌泉"以涌泉穴为中心，用左手掌擦右足心100次，再以右手掌擦左足心100次，以脚掌发热为度；"擦命门"时先将两手搓热，然后捂于双侧肾俞穴，再以命门穴和肾俞穴为中心自上而下擦腰100次，以透热为度。

此外，五禽戏"虎戏"的扑、按等动作，可以锻炼上肢和腰部的肌肉，牵动任督二脉；"鹿戏"的转腰、后瞧等动作,可以锻炼腰部和腹部的肌肉,增强腰部的柔韧性;"熊戏"的晃、推等动作,可以锻炼腹部和臀部的肌肉,增强臀部的柔韧性,同时引导内气运行,调理脾胃运化功能,治疗胃下垂、肾下垂等脏器下垂性疾病。

【功效】

内脏下垂患者应用养生功法锻炼,可以增强肌肉力量,改善气血循环,调节神经系统功能,提高身体的整体素质。养生功法锻炼时重视呼吸调整,尤其是腹式呼吸,有利于胸腹部肌肉的收缩和放松。

研究表明,八段锦的"两手托天理三焦"通过对膈肌及腹部、腰部、背部等核心肌群肌肉的反复锻炼,可以提高身体的稳定性和平衡能力,为内脏器官提供更好的支撑力,从而有效预防内脏下垂。而提肛运动通过有规律地收缩肛门及会阴部的肌肉,可以提高盆底肌的紧张度,从而对子宫等盆腔器官起到支撑作用。

通过养生功法的动作练习和呼吸调节,可以帮助患者放松身心,缓解精神压力,提高神经系统的调节能力,从而更好地控制肌肉的收缩,调节内脏器官的位置和功能。

(六) 便秘

【概述】

便秘是以大便排出困难,每周排便次数少于 3 次,或排便周期不长,但粪质干结,排除艰难,或粪质不硬,虽有便意,但排便不畅为主症的疾病。办公久坐及相对应的活动时间减少,导致便秘的患病率不断上升。中医学认为,感受外邪、饮食不节、情志失调、年老久病及失治误治,均可导致热结、气滞、寒凝及气血阴阳亏虚,使肠道传导失司,从而发为便秘。便秘中医辨证为热秘型、气秘型、冷秘型、气虚秘型、血虚秘型、阴虚秘型。

西医学认为,肠道蠕动减慢是便秘的常见原因。肠道神经功能障碍、平滑肌功能减弱、肠壁神经元数量减少,或神经递质如 5 - 羟色胺和乙酰胆碱的不平衡均可影响肠道蠕动,使结肠过度吸收水分导致粪便干硬。便秘轻症通常表现为排便次数减少、粪便干燥或排便困难,但这些症状相对较轻,不会严重影响患者的日常生活;便秘严重者可出现肛门疼痛、肛裂或痔疮出血,甚至出现剧烈腹痛、呕吐、腹胀,以及部分或完全性肠梗阻。

【应用】

便秘是由脏腑失调、传导失常引起的,所以应从调理脏腑的角度来选择功法进行锻炼。

1. 实证便秘 ①练习保健功中的"摩丹田",用两手掌沿大肠蠕动方向摩运腹部各 100 次,以增强胃肠蠕动。②练习易筋经的"摘星换斗"势,通过握拳护腰、弓步伸手、虚步钩手等锻炼,疏调脾胃、肝胆功能。③练习放松功的"局部放松法",将意念集中于腹部,吸气时关注腹部,呼气时默念"松",可反复练习 20 ~ 30 次。

2. 虚证便秘 重点练习八段锦的"调理脾胃须单举",反复做 7 次上举、下按动作,可以改善脏腑器官的血液循环,促进腺体分泌。还可以锻炼六字诀的"呼"字诀,反复练习 6 遍,以健脾胃。

【功效】

1. 长期锻炼以上功法可以增加胃肠蠕动,以奏"润肠通便,调畅气机"之功。研究表明,练习易筋经功法,可以改善胃肠生物力学环境,提高胃肠功能,预防胃肠疾病,从而达到润肠通便的效果。

2. 六字诀与八段锦等功法可以作为改善便秘的有效手段。研究表明,通过以上功法锻炼,可以调畅三焦气机，尤其是上焦气机，促进气血津液代谢平衡，先后天共补，使气机畅达，升降有序，脏腑阴阳平衡，精充、气足、神旺。

（七）心悸

【概述】

心悸是以心中悸动、惊惕不安，甚则不能自主为主症的疾病，西医学中各种原因引起的心律失常，或心功能不全、心肌炎、神经症等以心悸为主要临床表现的疾病均属于本病范畴。中医学认为，心悸的发生是由于体虚劳倦、七情所伤、感受外邪及药食不当等，导致气血阴阳亏损，心神失养，心悸不安，或痰、饮、水、瘀阻滞心脉，扰乱心神，导致心悸不安。心悸的中医辨证为心虚胆怯型、心血不足型、阴虚火旺型、心阳不振型、水饮凌心型、瘀阻心脉型、痰火扰心型。

西医学认为，劳累、饮酒、贫血等危险因素，均可能导致心脏电生理异常、自主神经系统失调、甲状腺功能亢进或肾上腺素分泌过多等，进而导致心脏节律不规则或过快，患者会感到心跳加速或心跳不规律，轻者可无明显症状，重者可并发严重的心律失常、心功能不全，甚至猝死，常可伴有发热、疲乏、多汗、心慌、心前区闷痛等症状。

【应用】

心悸是由于气血阴阳亏损或实邪阻滞心脉，导致心神失常引起的，所以应该从宁心安神的角度来选择功法。

1. 虚证　因气血阴阳亏虚，脏腑功能失调，心失滋养，心神不宁引起的各型心悸，可以练习放松功和六字诀。①选择放松功的"三线放松法"，每一条线放松后，都集中意念于膻中，停留3分钟后，将意念随呼气引至涌泉，停留3～5分钟，三线循环完后收功，意守丹田5～10分钟。②选择六字诀的"呵"字诀，意念随呼吸沿隐白穴循行至建里穴与冲脉，然后转入心经，可以有效缓解心悸、胸闷气短等症状。

2. 实证　因邪实阻滞心脉，气血运行不畅，扰乱心神引起的各型心悸，可以练习八段锦和易筋经。①选择八段锦的"两手托天理三焦"与"左右开弓似射雕"，有助于活络筋骨，益气活血，改善循环，调节心悸不适。②选择易筋经的"韦驮献杵""摘星换斗""三盘落地"，可扩展胸部，疏通经络，增强气血运行，有效改善心悸。

【功效】

1. 长期锻炼以上功法，可以调畅气机，怡神养心，有利于缓解心悸，以奏"养心安神"之功。研究表明，练习放松功后，可以促进心肌供血，调养周身阳气，调节机体免疫力，改善心肺功能，提高生活质量，纠正不良情绪。

2. 放松功与八段锦等功法可以作为防治心悸的有效手段。研究表明，通过以上功法锻炼，可以提高机体免疫功能和抗氧化能力，清除自由基，保护心血管，提高心肺功能，改善运动耐力，减轻不良情绪，提高患者生活质量，并降低心血管疾病的风险和病死率。此外，八段锦还能改善机体平衡能力，对老年人尤其有益，可以减少老年人跌倒的风险。

（八）慢性肾炎

【概述】

慢性肾炎是由于细菌、病毒等病原微生物导致身体免疫功能失调、肾小球损伤的疾病，以蛋白尿、血尿、高血压和水肿为主症，并伴有不同程度的肾功能减退。因慢性肾炎有特殊的饮食和生活要求，所以会严重影响患者的工作和学习。本病属于中医学"水肿"的范畴。中医学认为，肾炎的发病与风邪袭表、疮毒内犯、外感水湿、饮食不节、禀赋不足及久病劳倦等因素有关；病变部位主要在肺、脾、肾；病机为脾不固堤，土不制水，肾失封藏，导致精微物质外泄。慢性肾炎中医辨证为风水相搏型、湿毒浸淫型、水湿浸渍型、湿热壅盛型、脾阳亏虚型、肾阳衰微型、瘀水互结型。

西医学认为，慢性肾炎的发病机理复杂，涉及免疫反应、炎症反应、氧化应激、代谢等多个方面。本病的诊断主要依据尿液和血液检测结果，必要时还需进行肾脏超声或肾组织活检。目前，慢性肾炎的临床治疗重点在于控制症状、延缓疾病进展及保护剩余肾功能，常用方法包括应用降压药、利尿剂减轻水肿，以及低盐饮食等生活方式的调整。慢性肾炎病情轻者可能完全没有症状，仅在体检或其他检查中发现尿常规及肾功能的异常；病情严重者，可见严重疲劳、乏力、头痛、头晕等症，甚至发生意识障碍、恶心、呕吐、明显血尿、血肌酐和尿素氮显著升高、肾小球滤过率（GFR）显著下降、尿量减少、显著水肿、腹部膨隆且触诊有波动感等临床表现。

【应用】

慢性肾炎急性发作期不建议进行功法锻炼，缓解期可以进行功法锻炼。慢性肾炎是由于体虚久病，脏腑功能受损，导致肾失气化，开阖不利，或水湿内阻引起的，所以应该从补益祛邪的角度来选择功法。

1. 因体虚久病，肾脏受损，肾失气化，开阖不利引起的慢性肾炎，可以练习放松功和站桩功。①选择放松功的"局部放松法"，意念集中于后腰部位，吸气时关注后腰部，呼气时默念"松"20～30次。②选择站桩功的"休息式站桩"，将双手背置于腰眼部，意念集中于腰部，"腰为肾之府"，练习此功法可壮腰补肾。

2. 因体虚久病，肾脏虚衰，三焦气化不利，瘀水互结引起的慢性肾炎，可以练习六字诀和八段锦。①选择六字诀的"吹"字诀、"嘻"字诀。"吹"字诀对应肾，有助于补肾助阳，泻肾脏浊气；"嘻"字诀对应三焦，有助于通调水道，促进水液代谢，改善水肿、小便不利等症状。②选择八段锦的"两手托天理三焦""双手攀足固肾腰"和"背后七颠百病消"，可通调三焦气机，补益肾气，调和气血，增强身体抵抗力，以祛病强身。

【功效】

1. 长期锻炼以上功法可以疏通腰背部经络，调和气血，以奏"固本培元，壮腰固肾"之效。体液免疫在慢性肾小球肾炎的发病过程中有重要作用，多项研究表明，练习养生功法如易筋经，可以改善体液免疫功能，有利于提高机体免疫力，防止感染，并且可以增强内脏功能，培育元气。

2. 八段锦和六字诀等功法可以作为防治肾功能病变的有效手段。研究表明，通过以上功法锻炼，可以使腰背部肌肉得到拉伸，并且可刺激经络穴位，进而疏通经络，调和气血，强腰壮肾。

（九）慢性肝病

【概述】

慢性肝病是指肝脏受到长期或反复损害，导致肝脏结构和功能发生持续性变化的一类疾病，本病发展过程通常较慢，可能持续数月至数年，若进一步发展，常演变为肝硬化、肝性脑病、肝癌等严重疾病，进而导致死亡率增高。慢性肝病属于中医学"胁痛""黄疸""鼓胀"等范畴，多因感受疫毒、情志郁结、劳欲过度、饮食不节等，伤及肝经，损及肝络，迁延日久，渐积而成。本病病因错综复杂，包括毒、痰、热、瘀等多种因素，各种致病因素交织缠绵，贯穿该病的全过程，在疾病不同阶段和具体证型中致病因素各有不同。本病临床证候虚实相兼，错综复杂，以肝功能损害、肝纤维化为常见病理改变。

西医学认为，慢性肝病是在多种因素作用下，导致肝脏结构和功能持续受损的疾病，常见类型包括病毒性肝炎（如乙型肝炎和丙型肝炎）、酒精性肝病、非酒精性脂肪性肝病、自身免疫性肝病及药物或毒物引起的肝损伤。慢性肝病的临床表现会从无症状发展到黄疸、腹水和肝功能衰竭等，其诊断主要依靠血液检查、影像学检查（如超声、CT 或 MRI）及肝组织活检，治疗方法包括抗病毒治疗、戒酒、健康饮食和运动等。

【应用】

慢性肝病急性发作期不建议进行功法锻炼，恢复期可以进行功法锻炼。慢性肝病恢复期是由于痰、毒、热、瘀等多种因素损伤肝络，迁延日久，以致肝肾亏虚，或肝失条达，肝气郁滞引起的，所以应该从调和脏腑、疏肝解郁的角度来选择功法。

1. 因肝肾不足，气血亏虚引起的各类慢性肝病，应重点练习保健功的"目功""夹脊功""摩丹田""擦涌泉""调和带脉"等功法。"肝开窍于目"，"目功"锻炼可调肝明目；"夹脊功"可疏肝解郁，调节脏腑功能；"摩丹田"可健脾柔肝；"擦涌泉""调和带脉"可强腰固肾。

2. 因肝气郁滞，邪毒积聚引起的各类慢性肝病，可以练习六字诀和五禽戏。①选择六字诀的"嘘"字诀和"吹"字诀，"嘘"字诀可平肝气，治疗慢性肝病引起的胸胁胀闷、食欲不振等症状；"吹"字诀可以补肾气，肝肾同源。②选择五禽戏中的"虎戏"和"熊戏"。"虎举"式通过上举下按，一升一降，疏通三焦气机，调理三焦功能；"虎扑"式可牵拉任督二脉，调节阴阳平衡，疏通经络；"熊运"式可通过转动腰腹，引导内气运行，从而加强脾胃运化功能；"熊晃"式可调理肝脾。

【功效】

1. 长期锻炼以上功法可以疏通胁肋部经络，调畅气机，以奏"疏肝理气，扶正柔肝"之效。有学者发现，八段锦的"攒拳怒目增气力""调理脾胃须单举"可以使身体两侧的肌肉得到拉伸，并且可同时牵动内脏器官，改善脏腑器官的血液循环，进而增强脏腑功能。

2. 保健功和六字诀等功法动静结合，可以作为防治慢性肝病的有效手段。研究表明，通过以上功法锻炼，可以改善神经系统对肝脏的调节功能，提高机体免疫力，同时可以刺激穴位，达到调理肝脾、柔肝扶正的目的。

（十）慢性疲劳综合征

【概述】

慢性疲劳综合征是一种病因不明，持续或反复发作的严重疲劳病症，疲劳持续 6 个月以上，且不能通过休息缓解，影响患者日常生活，常伴有短期记忆或注意力显著下降、咽喉痛、淋巴结肿大、肌肉疼痛、多处关节疼痛但无红肿、新发头痛或头痛模式改变、非恢复性睡眠、运动后疲劳持续 24 小时以上等症状的出现。中医学认为，本病隶属"五劳""心悸""郁证""眩晕""失眠""虚劳"等范畴，可因劳役过度、饮食起居失节、情志内伤等因素，导致肝脾气虚和心肾不交，发为本病。

西医学认为，慢性疲劳综合征的发病机制复杂，涉及多个方面。慢性疲劳综合征轻症患者，能够维持日常生活和工作，但会感到明显的不适和疲劳，重症患者几乎无法完成日常活动，如家务、工作和社交活动，甚则出现睡眠障碍和认知功能损伤。

【应用】

慢性疲劳综合征是由脏腑气血、阴阳亏损引起的，所以应当从补养脏腑的角度来选择功法进行锻炼。①选择八段锦的"五劳七伤往后瞧"，通过开弓、旋臂、转头后瞧等动作，使督脉气血通畅，脏腑协调。②选择保健功的"夹脊功"，两上肢前后交替摆动各 18 次，以增强内脏功能。③选择放松功的"拍打放松法"，一边拍打一边默念"松"字，以调和脏腑气血，平衡阴阳。④选择锻炼六字诀以强壮脏腑。⑤选择整套脊柱功练习。

【功效】

1. 长期锻炼以上功法，可以提高肌肉的力量和柔韧性，以奏"调和气血，平衡阴阳"之功。研究表明，练习易筋经功法后，可以改善软组织生物力学环境，有助于提高身体的整体功能，减轻疲劳感，还可以调节脏腑功能，提高机体免疫力，改善内分泌和神经系统功能，从而有效地改善慢性疲劳综合征的症状，提高患者的生活质量。

2. 脊柱功与八段锦等功法对手、足、背、颈椎及腰椎等部位进行锻炼，同时还会对任脉、督脉，以及其他多条经脉产生不同程度的刺激，可以起到调和阴阳、补益气血的效果，从而增强身体的自我调节和恢复能力。

【思考题】

1. 功法养生应用的范围和层面有哪些？
2. 功法养生应用的原则是什么？
3. 易筋经用于颈部疾病的术式有哪些？
4. 功法养生对于腰部疾病的意义是什么？
5. 简述糖尿病放松功的习练方法。

参考文献

［1］曹仁发. 中医推拿学［M］. 北京：人民卫生出版社，2006.

［2］吕立江. 推拿功法学［M］. 北京：中国中医药出版社，2021.

［3］范立伟. 中国保健推拿纲要［M］. 上海：复旦大学出版社，2020.

［4］陈昌乐. 中华传统经典养生术：放松功（汉英对照）［M］. 上海：上海科学技术出版社，2015.

［5］孙磊. 中华传统经典养生术：站桩功（汉英对照）［M］. 上海：上海科学技术出版社，2022.

［6］崔志洁，欧阳嘉慧，姜众会，等. 八段锦干预慢性心力衰竭病人的研究进展［J］. 中西医结合心脑血管病杂志，2024，22（20）：3710 - 3714.

［7］冯林香，黄钬清，占丽红，等. 中医护理联合八段锦对稳定期老年COPD患者肺功能及生活质量的影响［J］. 中国中医药现代远程教育，2024，22（17）：169 - 171.

［8］赵培，张西，曲仁莹，等. 八段锦在老年慢性阻塞性肺疾病稳定期患者中的应用研究进展［J］. 中西医结合护理，2024，10（2）：106 - 111.

［9］吴月，郭艳苏. 太极拳与八段锦在神经系统疾病中的应用进展［J］. 脑与神经疾病杂志，2023，31（4）：251 - 254.

［10］赵剑平，陈柏龙，崔伶敏，等. 健身气功八段锦对中老年人群健康促进的研究［J］. 当代体育科技，2023，13（3）：147 - 150.

［11］LI W，SONG Y，XIANG Q，et al. Effect of different conditioning methods of traditional Chinese health exercise on lung function in healthy middle - aged and elderly people：study protocol for a randomized controlled trial［J］. Trials，2022，23（1）：8.

［12］王晶波，蒋杰，张茜. 中医导引术在传统肺康复中的应用［J］. 中医药导报，2021，27（12）：123 - 125 + 157.

［13］郑炜东，曲妮妮. 基于中国传统运动疗法的肺系疾病康复应用体系构建探析［J］. 世界科学技术—中医药现代化，2020，22（4）：1348 - 1353.

［14］梁谊深，张丹璇，陈峭. 传统养生功法在脾胃病治疗中的研究进展［J］. 中医外治杂志，2019，28（1）：60 - 61.

［15］徐雅钰，张泓，何可，等. 基于心肺运动试验分析六字诀对大学生有氧运动能力的影响［J］. 中医药导报，2023，29（1）：90 - 95.

［16］肖芳，杜俊桃，梁银燕. 运动肺康复训练配合"五禽戏"对慢性阻塞性肺疾病患者肺功能、免疫功能及运动耐力的影响［J］. 吉林医学，2023，44（10）：2981 - 2984.

［17］范丽敏. 从免疫炎症因子表达探讨六字诀对慢性阻塞性肺疾病气虚证的调护作用［D］. 福州：福建中医药大学，2020.

［18］梁利苹. 多种传统保健体育项目对中老年人心理情绪及免疫功能的影响［J］. 中国老年学杂志，2018，38（2）：418 - 420.

［19］萨喆燕，兰彩莲，潘晓华，等. 基于红外热像技术探讨健身气功八段锦对心功能的影响［J］. 中国运

动医学杂志，2018，37（8）：657－661.

［20］张婷，于涛，薛亚楠，等 . 养生功法防治高血压的研究和应用 ［J］. 辽宁中医药大学学报，2023，25（8）：149－152.

［21］张鹤 . 八段锦与广播体操锻炼对武汉市 20～59 岁女性心肺功能的影响探究 ［D］. 武汉：武汉体育学院，2015.

［22］石涵，刘长信，李思娜，等 . 八段锦"两手托天理三焦"动作分析及其临床应用 ［J］. 中医杂志，2021，62（16）：1462－1464.

［23］张胜林，牛怡斌，谢兵锐，等 . 传统养生八段锦练习对大学生身体成分影响的实验研究 ［J］. 体育科技文献通报，2021，29（12）：31－32.

［24］都文渊，苏书贞，赵玉斌，等 . 八段锦改善老年人平衡能力和肠道菌群效果评价 ［J］. 预防医学，2020，32（4）：425－428.

［25］孙红梅，钟亚平 . 五禽戏对中年男性代谢综合征患者肠道菌群及其代谢产物的干预研究 ［J］. 成都体育学院学报，2019，45（3）：81－87.

［26］吴秋君，李华南，张海宁，等 . 试论肠道菌群在腹部推拿防治肠易激综合征中的作用机制 ［J］. 天津中医药，2023，40（3）：307－312.

［27］宋永嘉，张增乔，翟天军，等 . 基于中国传统运动疗法的慢性筋骨病康复模式构建思路探析 ［J］. 世界科学技术—中医药现代化，2022，24（7）：2796－2801.

［28］王强，杨立群 . 不同养生功法在膝骨关节炎患者中的对比研究 ［J］. 成都体育学院学报，2021，47（4）：107－111.

［29］卢远坚，曹彦俊，冯伟，等 . 五禽戏锻炼对中老年女性膝关节肌力及平衡能力影响的临床研究 ［J］. 上海中医药杂志，2017，51（4）：73－76.

［30］李宇涛，叶银燕，牛晓敏，等 . 易筋经功法对膝骨关节炎患者下肢肌群协调激活能力的影响 ［J］. 中华中医药杂志，2022，37（4）：2380－2385.

［31］林红，黄世均 . 健身气功五禽戏对老年高血压患者康复的促进作用 ［J］. 中国老年学杂志，2013，33（7）：1645－1647.

［32］俞佳佳 . 健身气功导引养生功十二法对高血压患者血液流变性的干预研究 ［D］. 北京：北京体育大学，2018.

［33］姚彬，袁普卫，杨锋，等 . 不同运动疗法治疗膝骨关节炎有效性的网状 Meta 分析 ［J］. 中医正骨，2023，35（11）：18－28.

［34］林秋，鄢行辉 . 健身八段锦对老年高血压患者康复的促进作用 ［J］. 中国老年学杂志，2017，37（12）：3024－3026.

［35］窦思东，许瑞旭，吴南茜，等 . 健身功法易筋经的现代应用研究 ［J］. 中华中医药学刊，2017，35（5）：1083－1085.

［36］刘家骏，刘健鸿，刘小勤，等 . 真气意念调息对人体生化—内分泌指标的影响 ［J］. 中医药学刊，2002，20（5）：622－623.

［37］朱胜伶，王传池，何嘉莉，等 . 八段锦对糖尿病患者糖脂代谢干预效果的 Meta 分析 ［J］. 世界科学技术—中医药现代化，2020，22（5）：1478－1486.

［38］李夏林，胡斌，张一，等 . 八段锦联合抗阻运动对老年 2 型糖尿病患者糖脂代谢、氧化应激及生活质量的影响 ［J］. 现代生物医学进展，2023，23（11）：2144－2148.

［39］杜珊珊 . 五禽戏的健身特点及对老年人免疫功能的调节作用研究 ［J］. 中国免疫学杂志，2021，37（7）：867－869.

［40］曹海豪，孙文玉，席晓明，等 . 五禽戏对帕金森病患者平衡功能、步行能力及生活质量的效果 ［J］. 中国康复理论与实践，2021，27（9）：1087－1092.

［41］沈茂荣，冯彦江，王甜，等．华佗五禽戏锻炼对老年性骨质疏松患者腰椎骨密度的影响［J］．中国骨质疏松杂志，2013，19（3）：271－274.

［42］陈红．中医传统功法易筋经对老年骨质疏松患者骨密度及骨微结构的变化［J］．中华养生保健，2023，41（4）：39－42.

［43］李建国，谢兴文，李宁，等．中医非药物治疗原发性骨质疏松症的临床研究概况［J］．中国骨质疏松杂志，2018，24（9）：1250－1254.

［44］XU F, SOH K G, CHAN Y M, et al. Effects of tai chi on postural balance and quality of life among the elderly with gait disorders: A systematic review［J］. PLoS One, 2023, 18（9）: e0287035.

［45］ZHU Q, HUANG L, WU X, et al. Effects of Tai Ji Quan training on gait kinematics in older Chinese women with knee osteoarthritis: A randomized controlled trial［J］. J Sport Health Sci, 2016, 5（3）: 297－303.

［46］王大中，符积勤，刘利涛．传统功法易筋经治疗腰椎间盘突出症慢性腰痛疗效及对腰椎躯干肌张力、活动度的影响［J］．现代中西医结合杂志，2023，32（11）：1560－1564.

［47］娄惠娟．基于脑组织能量代谢观察"通络调神"推拿改善卒中后认知障碍的探索性研究［D］．长春：长春中医药大学，2022.

［48］吴亚男，吉小静，于新涛，等．八段锦对血液透析患者负性情绪、认知功能及身体机能的影响［J］．当代护士（下旬刊），2023，30（11）：32－38.

［49］刘昭志，黄丽，田浩冬，等．运动对大学生肠道菌群影响的系统综述［J］．中国组织工程研究，2025，29（11）：2394－2401.

［50］程兴群，周学东，徐欣．唾液的诊断应用研究［J］．华西口腔医学杂志，2016，34（6）：647－653.

［51］NTOVAS P, LOUMPRINIS N, MANIATAKOS P, et al. The Effects of Physical Exercise on Saliva Composition: A Comprehensive Review［J］. Dent J（Basel）, 2022, 10（1）: 7.